AF473075

DE

L'HYSTÉRIE CHEZ L'HOMME

PAR

Léopold JANNET,
Docteur en médecine de la Faculté de Paris,
Ancien médecin de la marine.

PARIS
A. PARENT, IMPRIMEUR DE LA FACULTÉ DE MÉDECINE
29 ET 31, RUE MONSIEUR-LE-PRINCE, 29 ET 31

1880

DE

L'HYSTÉRIE CHEZ L'HOMME

PAR

Léopold JANNET,

Docteur en médecine de la Faculté de Paris,

Ancien médecin de la marine.

PARIS

A. PARENT, IMPRIMEUR DE LA FACULTÉ DE MÉDECINE

29-31, RUE MONSIEUR-LE-PRINCE, 29-31

1880

A MES PARENTS

A MES AMIS

Jannel.

A M. LE DOCTEUR C. MAISONNEUVE

Directeur de l'École de médecine navale de Rochefort-sur-Mer

A M. LE DOCTEUR DUPLOUY

Professeur de clinique chirurgicale à l'École de médecine navale
de Rochefort-sur-Mer

A MON PRÉSIDENT DE THÈSE

M. LE PROFESSEUR HARDY

Professeur de clinique médicale à l'hôpital de la Charité

DE L'HYSTÉRIE CHEZ L'HOMME

AVANT-PROPOS.

Après avoir assisté à une clinique de M. Maisonneuve (alors professeur à l'école de médecine navale de Rochefort, aujourd'hui directeur du service de santé de la marine) sur un cas d'hystérie chez l'homme, et ayant eu la rare occasion d'observer depuis un cas analogue, nous avions songé, séduit par l'étude de cette question, à en faire le sujet de notre thèse inaugurale. Nous n'avons pas tardé à reconnaître que la tâche était bien lourde pour nos épaules. Quoi qu'il en soit, ce travail n'ayant été exécuté sous l'inspiration de personne, nous avons pensé que cette initiative d'un débutant se recommanderait, par sa spontanéité même, à la bienveillance de nos juges. Certes, nous n'avons pas la prétention de leur présenter cette œuvre, toute modeste qu'elle soit, comme nous étant exclusivement personnelle. Imprégné pour ainsi dire de l'enseignement de M. le professeur Hardy, notre président, nous avons à maintes reprises emprunté à ses ouvrages classiques l'explication des phénomènes qui se présentaient à notre observation. Les célèbres leçons de M. le professeur Charcot, à la Salpêtrière, nous ont encore souvent servi de guide.

Cette étude a été faite sans parti pris, sans idée préconçue. Nous l'avons commencée avec la ferme intention de nous diriger du côté de la lumière, de quelque côté qu'elle dût luire à nos yeux. Or, l'analyse des faits que nous avons eus à notre disposition nous a fait adopter, en la modifiant légèrement, une doctrine aujourd'hui bien discréditée, la doctrine galéno hippocratique. C'est à défendre cette doctrine et à montrer qu'elle n'est pas incompatible avec les découvertes de la science moderne que nous nous sommes surtout appliqué dans ce travail.

APERÇU HISTORIQUE.

Ayant remarqué qu'à la suite des accès de l'hystérie une certaine humidité venait mouiller les parties génitales de la femme, les anciens en concluaient que le siège de cette maladie était dans l'utérus, et comme, dans cette affection, la main étant appliquée sur le bas-ventre, on perçoit des mouvements plus ou moins sensibles, comme les malades se plaignent d'éprouver le sentiment d'une boule partant du bas-ventre et remontant vers la poitrine et même le cou, on se crut parfaitement assuré que tous les accidents provenaient d'une convulsion, d'un déplacement, d'une ascension de la matrice. Celui qui, à cette époque, eût parlé de la possibilité de phénomènes analogues chez l'homme eût obtenu pour le moins un beau succès de rire. Plus tard c'est la théorie galéno-hippocratique qui règne en souveraine maîtresse. Celle-ci rejetant le déplacement, anatomiquement impossible d'ailleurs, de la matrice, n'en admet pas moins une corrélation nécessaire entre le développement de l'hystérie et un état morbide de l'utérus.

Un seul fait, disons-le en passant, qui pour être unique n'en a pas moins toute la valeur d'un argument irréfutable, eu égard à l'autorité du nom qui s'y attache, suffirait pour ruiner définitivement la théorie galéno-hippocratique interprétée dans toute sa rigueur. Nous voulons faire allusion au cas de Grisolle qui, à l'autopsie d'une femme dûment hystérique, constata l'absence congénitale de l'utérus et d'une partie du vagin. Mais ce n'est point sur une subtilité qu'il convient de faire le procès de cette doctrine, paradoxale assurément quand, dans la genèse de l'hystérie, elle fait jouer le principal rôle à l'utérus, mais qui serait peut-être complètement dans le vrai en attribuant la même influence à l'appareil génital considéré dans son ensemble.

La théorie galéno-hippocratique eut pour premier adversaire Charles Lepois. Mais celui-ci, tombant dans l'excès opposé, nia toute participation, non seulement effective, mais même possible de l'utérus aux phénomènes de la névrose dite hystérie.

Il faut arriver jusqu'à Sydenham pour que la première idée, du sujet qui nous occupe se fasse jour dans la science. Ce médecin, en effet, ne voit dans l'hystérie qu'une variété de l'hypochondrie se manifestant dans le sexe féminin.

Plus tard, nous lisons dans le Dictionnaire en quinze volumes de 1822 : « Est-il vrai que des hommes aient été hystériques? En mettant de côté ce qu'il y a d'impropre dans cette expression, nous sommes portés à croire que cette maladie est en effet un triste attribut du sexe féminin. Qu'un très petit nombre d'hommes aient éprouvé le sentiment d'une boule remontant vers le cou, c'est ce qu'on ne saurait nier : mais est-ce là l'ensemble des phénomènes qui caractérisent un accès d'hystérie? Nous ne croyons pas qu'il y en ait un seul exemple bien caractérisé dans le sexe masculin. »

Dans la suite, la plupart des auteurs qui s'occupent de la question font toujours jouer aux organes génitaux de la femme un rôle plus ou moins considérable dans la pathogénie de l'hystérie. Ainsi, Robert Lee fait partir de l'utérus l'impression morbide qui produit directement les convulsions. Romberg, Landouzy font un pas de plus et, tout en regardant le pouvoir réflexe de la moelle comme un intermédiaire obligé, ils admettent que le point de départ se trouve, non plus exclusivement il est vrai dans l'utérus, mais au moins dans l'appareil génital.

Briquet, en faisant de l'hystérie une névrose cérébro-spinale, nous mettrait bien à l'aise assurément pour l'interprétation de la maladie dans le sexe masculin. Toutefois la doctrine galéno-hippocratique, telle qu'elle a été rééditée par M. Chairou, médecin de l'asile de convalescence du Vésinet, qui proclame que l'hystérie a pour condition indispensable la compression des ovaires et en particulier de l'ovaire gauche, ne nous paraît pas devoir impliquer rigoureusement l'immunité du sexe masculin, pour peu qu'on reconnaisse la parenté de l'ovaire et du testicule au point de vue des attributions fonctionnelles et des contributions morbides. C'est du reste un point sur lequel nous aurons à nous expliquer.

Quoi qu'il en soit, la science possède aujourd'hui un certain nombre d'observations incontestées d'hystérie chez l'homme (sur 18 faits rapportés par Landouzy, 4 cas indéniables, 1 dans Forget, 7 dans Briquet). Ajoutons 1 cas rapporté par M. Bernutz (le seul, dit-il, qu'il ait observé). Nous aurons l'occasion d'analyser plusieurs observations empruntées aux publications récentes, Enfin nous présenterons dans ce travail, avec la réserve que comporte notre incompétence quelques faits que nous avons directement observés.

ETIOLOGIE

A. — CAUSES PRÉDISPOSANTES.

1° *Influence de l'âge.* — L'influence de l'âge sur le développement et la marche de l'hystérie féminine comporte des données certaines pour la plupart et définitivement acquises à la science. La possibilité de la névrose chez la petite fille est, il est vrai, sujette à quelque contestation; Briquet qui, dans sa statistique, fait figurer pour un cinquième des cas ceux dans lesquels l'affection se serait développée de 3 à 7 ou 8 ans, ne dit point qu'il ait jamais directement observé la maladie chez les enfants : les éléments de cette statistique ont été empruntés aux renseignements que lui donnaient les hystériques pubères ou adultes de son service, circonstance qui commande une certaine réserve. Mais, écartant ce *desideratum*, nous savons d'une manière positive que le plus grand nombre des cas se manifestent entre la puberté et 20 ans; que deux fois sur trois le début se montre avant la trentième année; que, bien rarement à la vérité, ce début peut coïncider avec les troubles de l'âge critique; que fréquemment on voit se réveiller à l'époque de la ménopause des accidents nerveux qui avaient disparu depuis longtemps; que jamais l'hystérie ne se développe après la ménopause; et qu'enfin la cessation des règles amène la cessation de l'hystérie ou tout au moins l'amende considérablement.

Si nous cherchons maintenant quelle peut être l'influence de l'âge sur le développement et la marche de l'hystérie masculine, nous nous sentons sur un terrain bien moins solide. La vie de l'homme, particulièrement la vie sexuelle, n'est pas semée, comme chez la femme de ces nombreux points de repère si précieux pour l'investigation clinique. Si la transition est nette et bien tranchée entre l'enfant et le jeune garçon pubère, il n'existe point de frontières précises qui puissent nous indiquer les limites terminales de la vie génésique. Certains vieillards conservent jusqu'à un âge très avancé la faculté procréatrice; d'autres la perdent relativement de bonne heure. Dans tous les cas, le passage de l'activité à l'impuissance se fait par une transition adoucie sans que l'organisme éprouve rien de comparable à cette secousse profonde et générale qui accompagne, chez la femme, l'extinction de la fonction génitale. Nous assistions tout à l'heure à la cessation brusque de l'hystérie après la ménopause : le raisonnement nous fait supposer que les choses doivent se passer tout différemment pour l'hystérie masculine dont l'extinction doit, au contraire, être lente et graduelle; mais ce raisonnement n'a point encore reçu la sanction de l'observation clinique. Aucun des auteurs qui ont étudié la question ne l'a, que je sache, envisagée à ce point de vue. Il y a là une lacune : les faits que nous avons à notre disposition sont muets à cet égard et ne nous permettent pas de la combler.

Quant à l'hystérie des jeunes garçons avant la puberté, nous en admettons la possibilité, nous appuyant sur une observation unique, il est vrai, mais pleinement démonstrative à notre avis (obs. VI). Nous pensons même qu'en cherchant bien, on arriverait toujours à découvrir que la maladie observée actuellement chez l'adulte (nous ne voulons parler, bien entendu, que de l'hystérie héréditaire) existait parfaitement et complètement constituée chez l'enfant. Seulement il est bon de s'armer dans ces recherches des plus minutieuses précautions, sans quoi l'on risquerait fort, soit de passer à côté de la maladie sans la reconnaître, soit de prendre pour de l'hystérie ce qui n'en est pas. Expliquons-nous : l'être humain se transforme incessamment, autant l'être physique que l'être moral, et ce qui est vrai dans l'état physiologique l'est également dans l'état pathologique. Rechercher l'hystérie chez l'enfant avec l'espoir préconçu de la reconnaître aux caractères qu'elle revêt d'ordinaire chez l'adulte, c'est s'illusionner de la plus étrange façon. Les convulsions de l'enfance constituent une expression symptomatique que revendiquent avec des droits presque égaux le plus grand nombre des affections de cet âge : une certaine part en revient sans aucun doute au vice hystérique, mais cette part est le plus souvent difficile à faire à cause même de la multiplicité des interprétations pathogéniques. Il n'en est plus de même d'un autre accident également spécial à l'enfance; nous voulons parler de l'incontinence nocturne de l'urine. L'enseignement de Trousseau et, plus tard, les travaux de Legrand-Dusaulle ont montré le rapport qui relie cet accident à la symptomatologie de l'épilepsie. Eh bien, parmi nos observations particulières, celle qui porte le n° 6 prouve une relation analogue entre l'incontinence nocturne et l'hystérie. Dans cette observation il s'agit d'un adulte, hystérique à n'en point douter, qui a fort bien gardé le souvenir des corrections que lui valut jusqu'à l'âge de 7 ans l'impossibilité où il se trouvait de garder ses urines pendant la nuit. Il n'est pas besoin d'insister sur l'importance des déductions pronostiques qu'on pourrait tirer de ce fait, surtout si des observations analogues venaient à se produire.

Remarquons d'ailleurs en passant que ces faits ne prouvent pas grand chose, ni pour, ni contre la doctrine galéno-hippocratique. M. Charcot a établi que le travail dont les ovaires sont le siège commence, chez la femme, bien avant l'époque des premières règles : il est permis de croire que ce qui est vrai pour l'ovaire (testis muliebris) l'est également pour le testicule. Or s'il est vrai que ce travail est intimement lié à la genèse de l'hystérie, nous ne devons point être surpris de rencontrer dès l'enfance le germe de la névrose. Si, au contraire, l'acte anatomo-physiologique et la manifestation morbide sont indépendants, le simple rapport de coïncidence qui les unit nous laisse toute liberté pour chercher l'explication des phénomènes en dehors de la théorie galéno-hippocratique.

(Les observations que nous relatons se rapportent à des sujets âgés de 20 à 30 ans. Le cas de Bernutz a été également observé chez un jeune homme. L'observation 237 de Landouzy, qui sous ce rapport est une exception, mentionne des accidents hystériformes chez un vieillard de 63 ans. L'hystérie chez l'homme n'a pas été suivie jusqu'à son terme naturel : le vieillard précédemment cité mourut de pneumonie.)

2° *Hérédité*. — Les statistiques, particulièrement celle de Briquet et celle de Dunan (Thèse de Paris, 1863), établissent que l'hystérie féminine est héréditaire au premier chef; qu'elle l'est plus fréquemment que l'épilepsie; que l'hérédité est le plus souvent directe; enfin que l'épilepsie chez les ascendants peut, quoique rarement, donner naissance à l'hystérie chez les descendants et que cette transformation semble entraîner un pronostic grave. La plupart de ces données sont applicables à l'hystérie masculine. Comme exemple d'hérédité directe nous pouvons citer le cas rapporté par Bernutz dans le Dictionnaire de M. Jaccoud: il s'agit « d'un jeune homme d'une constitution chétive, d'une santé délicate, vivant presque continuellement avec sa mère profondément hystérique. Les attaques, précédées d'un sentiment de suffocation, étaient caractérisées par des mouvements convulsifs désordonnés, et terminées par des crises de larmes, suivies d'accès de désespoir pendant lesquels ce jeune homme, semi-délirant, passait en revue l'hystérie de sa mère, la goutte de son père et toutes les causes de sa mauvaise santé. » Notre observation n° 6 est encore un exemple d'hérédité directe, la maladie ayant été transmise par la mère qui, bien qu'elle n'ait jamais eu d'attaques n'en possède pas moins tous les attributs du tempérament hystérique. Dans nos autres observations les commémoratifs font défaut.

3° *Spermatorrhée.* — La possibilité d'accidents nerveux chez les hommes affectés de pertes séminales est un fait reconnu par tout le monde. Mais si l'on songe à la fréquence de la spermatorrhée, comparée à la rareté de l'hystérie, il est tout au moins permis de croire que cette cause n'a pas toute l'importance qu'on lui avait attribuée. En tout cas elle ne saurait être envisagée comme cause première. C'est à proprement parler un symptôme qui est engendré par des causes fort nombreuses et qui engendre à son tour des manifestations morbides fort diverses. Que la spermatorrhée aboutisse parfois à l'hystérie, nous ne le contestons pas; mais nous pensons qu'à côté de ces cas dans lesquels ce rapport de cause à effet est évident, il en est d'autres dans lesquels il doit être renversé. Le malade qui fait le sujet de l'observation 6 est la confirmation de notre dire : chez lui les premiers symptômes de l'hystérie ont précédé les pertes nocturnes. Ce n'est pas tout : alors même que les pertes séminales surviennent chez un sujet prédisposé par ailleurs aux accidents nerveux, il n'en faut pas conclure qu'il deviendra forcément hystérique. Parmi les causes de la spermatorrhée il en est qui, essentiellement transitoires, ne produisent que des effets également transitoires, telles sont : l'existence d'un herpès préputial, l'accumulation de matière sébacée entre le gland et le prépuce, la pression exercée sur les vésicules séminales par un bol fécal trop dur et trop volumineux. Mais d'autres fois, par exemple dans les cas d'hémorrhoïdes, dans les cas de blennorrhagie chronique de la portion prostatique de l'urèthre, la cause agit pendant longtemps, la spermatorrhée persiste et alors elle a de grandes chances pour provoquer l'hystérie chez un sujet prédisposé : témoin l'observation suivante recueillie à bord du *Travailleur* sur lequel j'étais embarqué pendant les années 1877 et 1878.

Observation I.

Il y avait alors, parmi l'équipage du *Travailleur* deux chryptorchides, tous deux imberbes, pourvus d'une voix grêle et d'allures féminines. L'un d'eux, P. Daugl..., matelot voilier, 35 ans, caractère impressionnable, est porteur d'une double hernie inguinale très volumineuse et se réduisant facilement. Le testicule n'a jamais paru ni dans le scrotum, ni dans le canal inguinal. Dangl... pour employer, en l'atténuant, l'expression de ses camarades, est très froid auprès du sexe, qui d'ailleurs ne le prend pas au sérieux. Jamais d'accidents nerveux.

L'autre, 28 ans, ouvrier mécanicien, est pourvu d'un rudiment de scrotum, complètement inhabité. De temps à autre le testitule *gauche* s'engage dans le canal, tantôt suivi, plus souvent précédé, par une anse intestinale. Le malade éprouve alors, jusqu'au moment de la réduction, la douleur accablante spéciale à la compression du testicule, mais sans autre phénomène. G... a des désirs et il les satisfait, si bien qu'en mai 1878, il contracte une blennorrhagie. Rien de particulier pendant la période aiguë; mais pendant la période dite de goutte militaire, son caractère devient irritable; il se fait infliger quelques punitions. Pendant cette période, la pointe de hernie parait deux fois. Chaque fois le malade est pris d'une crise de larmes, pousse des cris plaintifs et en même temps il y a une contracture des fléchisseurs des doigts (sans pronation du pouce). La réduction opérée, tous ces symptômes disparaissent immédiatement.

Ce malade est guéri de sa blennorrhagie, mais, l'ayant perdu de vue, nous ignorons si les accidents hystériformes n'ont pas survécu à l'affection uréthrale. Il est possible en effet que l'hystérie développée dans ces conditions devienne, à la manière de l'épilepsie provoquée par une lésion des nerfs périphériques, une habitude organique définitive. Le sexe féminin en offre de fréquents exemples, mais nous n'avons par devers nous aucun fait qui démontre qu'il en soit ainsi pour le sexe masculin.

4° *Professions.*—Sous le rapport de l'influence prédisposante des professions, l'hystérie revendique, croyons-nous, un grand nombre de troubles nerveux qui ont été mis autrefois sur le compte de l'hypochondrie. De tout temps les poètes, les musiciens passionnés ont passé pour payer un large tribut à cette dernière affection : or, le poète et le musicien chez lesquels la faculté de sentir se développe outre mesure, ne sont-ils pas par cela même tout particulièrement exposés à subir les effets de cette ataxie cérébro-spinale qui, subordonnant l'innervation cérébrale à l'innervation médullaire, contrairement à la hiérarchie physiologique, constitue l'essence même de l'hystérie. En traitant du *diagnostic* nous examinerons jusqu'à quel point l'hypochondrie a ainsi empiété sur le domaine de l'hystérie. Pour le moment notons que le malade de l'observation VI est musicien : ici, il est vrai, l'étiologie est complexe, et si l'influence professionnelle est manifeste comme cause déterminante des attaques, la part qu'il faut lui faire comme cause prédisposante est, il faut bien l'avouer, plus difficile à établir.

Tout en tenant compte des conditions spéciales dans lesquelles nous avons été placé, nous sommes porté à considérer la *profession maritime* comme une des causes prédisposantes les plus puissantes de l'hystérie. Nous citions tantôt une observation prise sur un ouvrier mécanicien : nous transcrirons tout au long dans le cours de ce travail une autre observation qu'un de nos anciens collègues et amis a bien voulu nous communiquer. Le docteur Dumay, ancien médecin de la marine, nous parlait tout dernièrement encore d'un cas qu'il observa au début de sa carrière chez un officier embarqué avec lui sur la frégate la *Belle Poule*. Ajoutons le cas du matelot de Burq et enfin celui observé en escadre par notre collègue et ami le docteur Bobrie (cas auquel nous faisons allusion à l'article *Symptomatologie*). Cette richesse de faits ne nous surprend point et ne surprendra point non plus quiconque connait la vie du marin toute faite de joie et de douleur. En vain chercherait-on, pour expliquer la chose, à emprunter les données banales fournies par l'étiologie de l'hystérie féminine : la non-satisfaction des vœux de la nature ne saurait entrer ici en ligne de compte : on sait que le matelot, peu difficile de sa nature, ne subordonne jamais la satisfaction de ses appétits à la latitude du lieu dans lequel il se trouve ; et qu'à ses yeux la Vénus hottentote a autant de charmes, ou peu s'en faut, que la Vénus de Milo. L'opinion opposée n'est pas plus justifiable, car, si les relâches préviennent la disette, la séquestration forcée, quand on prend la haute mer, empêche l'indigestion. Non, ce n'est pas là qu'il faut chercher la vraie cause. La véritable notion pathogénique, c'est M. Bernutz qui va nous la procurer, bien qu'il l'applique à un autre ordre d'idées : « Le système nerveux chez la femme, à cause du consensus qu'il doit établir non seulement entre les actes de la vie végétative, mais encore entre ceux-ci et ceux de la fonction génitale, se trouve exposé à des perturbations bien plus fréquentes et bien plus nombreuses que dans le sexe masculin. Chez elle la subordination est moins bien assurée entre les trois grands appareils qui composent le système nerveux : encéphale, axe cérébro-spinal, grand sympathique ; or, leur fonctionnement indépendant constitue le caractère primordial de l'hystérie. » Qu'on songe aux conditions que crée au marin son mode d'existence et l'on verra que le fonctionnement harmonique des trois départements du système nerveux se trouve, chez lui aussi, à chaque instant compromis. Aujourd'hui en Islande, demain sous la ligne (observation IV), il verra tel appareil qui hier était au repos presque complet prendre tout à coup la prépondérance fonctionnelle : de là la nécessité pour le système nerveux d'une grande mobilité qui, physiologiquement, ne se trouve réalisée que chez la femme ; que cette mobilité soit insuffisante, le consensus sera troublé et dès lors notre marin se trouve dans des conditions identiques à celles qui, d'après Bernutz, provoquent l'hystérie dans le sexe féminin. Mais ce n'est pas tout : il faut compter avec les périls de la navigation, non pas que le marin les redoute pour lui, car il s'habitue au danger comme l'ouvrier qui passe une partie de son existence sur les toits ; mais c'est qu'il songe au pain de ceux qu'il a laissés là-bas. Il faut compter encore avec les séparations imprévues, subites; avec les émotions du départ; avec les joies, l'ivresse, ou au contraire l'amertume et les déceptions du retour. .... Une seule chose nous surprend, c'est que l'hystérie ne soit pas plus commune chez les hommes de mer.

5° *Maladies générales, diathèses.* — La doctrine galéno-hippocratique, qu'on la renie ou qu'on l'admette, a du moins le grand avantage, en plaçant le point de départ des accidents dans les organes génitaux, de nous montrer dans quel sens doivent porter nos recherches. Modernisée, cette doctrine fait jouer, nous l'avons vu, un grand rôle à l'ovaire : nous avons cité un exemple dans lequel la compression accidentelle du testicule chez un cryptorchide provoquait des phénomènes hystériformes ; nous avions donc le droit de nous demander quelle part devaient prendre au développement de l'hystérie les autres modifications pathologiques de l'organe. Déjà en lisant l'ouvrage si intéressant et si complet du Dr Gaillard sur les oreillons (Thèse de Montpellier, 1877) le passage suivant nous avait frappé : « Le nom, inscrit à l'étymologie, de *pannoucou-vinguy*, que les natifs donnent, à Pondichéry, aux oreillons signifie : *désir ardent de l'or*. Aussi, pour satisfaire à cette singulière étiologie, font-ils appliquer au malade, comme traitement, un collier contenant des pièces d'or. Au moment où se publie le très curieux rapport fait à la Société de biologie par une commission composée de MM. Charcot, Luys, Dumontpallier sur des expériences entreprises à la Salpêtrière avec le concours des Drs Gellé et Landolt et sur la demande du Dr Burq, ce bizarre traitement des Indiens m'est revenu en mémoire. Et vraiment, en présence des résultats étranges obtenus sur la sensibilité générale et spéciale, sur la température, sur la force musculaire qui augmentent ici pour diminuer là; en présence surtout des phénomènes surprenants de transfert obtenus par l'application, sur diverses régions de la peau, de bracelets d'or monnayé, puis-je me défendre de demander si l'empirisme ou quelque ancienne tradition n'a pas révélé quelque action salutaire au fond de cette pratique indienne jugée, d'après nos connaissances jusqu'à ce jour, comme vaine, superstitieuse et ridicule. » Il est parfaitement démontré aujourd'hui que les oreillons peuvent, en dehors de toute autre condition étiologique, constituer l'hystérie de toutes pièces, agissant ainsi à la fois comme cause prédisposante et comme cause déterminante : les observations II et III en font foi.

La diathèse syphilitique, d'après une observation que nous ne pouvons reproduire parce qu'elle nous a été transmise verbalement, paraît avoir une influence réelle, sinon sur le développement de la maladie, du moins sur la fréquence ultérieure des attaques. A ce titre, elle mériterait plutôt de figurer parmi les causes déterminantes.

B — Causes déterminantes.

La prédisposition étant, comme le fait remarquer M. Bernutz, le facteur primordial de l'hystérie, les causes déterminantes qui la font éclater et qui n'ont souvent qu'une importance restreinte, ne nous occuperont pas longtemps. La peur, les émotions vives doivent être citées au premier rang (obs. 6). Chez le malade de l'observation VI, la première attaque s'est montrée à la suite de l'indignation produite par une accusation fausse. Les *peines morales* constituent à la fois des causes prédisposantes et des causes déterminantes. A part le cas de Bernutz, que nous avons déjà rapporté, nous ne voyons pas que l'*imitation*, si souvent incriminée comme cause occasionnelle dans l'hystérie féminine, ait la même importance dans l'hystérie masculine.

ANATOMIE PAPHOLOGIQUE.

PATHOGÉNIE.

Le moment est venu maintenant de nous demander si aux manifestations symptomatiques si variées et parfois si bruyantes de l'hystérie ne correspond pas quelque altération somatique déterminée. Il faut bien l'avouer, si l'histoire anatomo-pathologique de l'hystérie n'est pas riche, plus pauvre encore est celle de l'hystérie masculine. Nous ne sommes pas de ceux qui croient à la nécessité de lésions organiques; nous pensons que l'hystérie mérite bien de rester dans la classe des névroses. Mais, d'un autre côté, il serait illogique de refuser à certaines altérations des organes génitaux la part d'influence qui leur revient. On ne saurait nier par exemple que les accès d'hystérie, survenant à la suite d'une orchite ourleuse, ne soient sous l'influence directe de l'inflammation testiculaire ; se retrancher en pareil cas derrière la possibilité d'une coïncidence serait joindre la subtilité à la mauvaise foi.

Nous n'accordons pas en général une confiance démesurée à la méthode éclectique qui n'enfante le plus souvent que des théories bâtardes et sans portée. Nous croyons que les lésions dont les organes génitaux sont le siège influent, comme le veut la doctrine galéno-hippocratique sur le pouvoir excito-moteur de la moelle; mais vouloir faire de ces lésions la condition *sine qua non* de l'hystérie, c'est, selon nous, commettre une grossière erreur. L'appareil génital, en dehors même de tout état pathologique, agit encore sur la moelle par l'intermédiaire du grand sympathique, condition indispensable au maintien du consensus qui doit exister entre les actes de la vie végétative et ceux de la fonction génitale. Si l'utérus (ou l'ovaire ou le testicule) agissant comme 1, la moelle réagit comme 1, tout se passe physiologiquement, tout va bien. Mais si, toutes choses égales d'ailleurs, la moelle réagit comme 2, la condition pathogénique de l'hystérie se trouve réalisée aussi bien que tantôt. Il ne répugne donc point à l'esprit d'admettre que, sans lésion d'aucune sorte et par le seul fait du travail physiologique dont il est le siège dès les premières années de la vie, l'appareil génital puisse parfaitement, quand le mode réactionnel de la moelle est modifié dans le sens de l'augmentation, provoquer le désordre hystérique. Nier la possibilité du fait équivaudrait à soutenir qu'un instrument ne saurait jouer faux sans que celui qui en joue ait la crampe dans les doigts.

Modifiée de cette façon, la doctrine galéno-hippocratique nous comptera parmi ses partisans les plus convaincus. La fonction génitale domine à notre sens toute l'étiologie de l'hystérie. Notre conviction repose sur la considération des faits suivants. Les organes dont l'ensemble constitue l'appareil génital ne sont pas tous cantonnés dans les parties inférieures du tronc. Là, il est vrai, siègent les plus importants, ceux dont les troubles fonctionnels ou les lésions organiques provoquent le plus souvent l'hystérie (obs. 1). Mais plus haut nous trouvons les glandes mammaires ; contentons-nous de signaler sommairement le rôle qu'elles pourraient jouer dans la pathogénie de certains phénomènes, tels que *névralgie intercostale*, *gastralgie*, *spasme de l'œsophage*, etc. Plus haut encore dans le cou, nous trouvons une glande vasculaire sanguine, la glande thyroïde, dont les fonctions sont encore imparfaitement connues, mais qu'on peut à bon droit considérer comme faisant partie de l'appareil génital ; cette glande augmente de volume au moment de la puberté, mais surtout chez la femme qui vient de subir la première approche de l'homme ; c'est sans doute pour savoir à quoi s'en tenir à cet égard que les matrones mesuraient autrefois le cou des jeunes mariées.

Dans le domaine de la pathologie, nous voyons cette même glande sympathiser avec les organes génitaux d'une manière frappante. Ainsi dans l'observation III nous voyons des accidents hystériformes se développer sous l'influence des oreillons compliqués d'orchite, et dans l'observation 2 sous l'influence des oreillons compliqués de goître. La thyroïdite joue donc ici exactement le même rôle que l'orchite, et la preuve du fait est bien plus évidente encore lorsqu'on jette les yeux sur notre observation VI. Là nous voyons la tuméfaction de la thyroïde, sans qu'il y ait ni oreillons, ni orchite s'accompagner de phénomènes hystériques des mieux caractérisés.

« Chez la femme, dès la puberté, les excitations génitales concentrent l'activité nerveuse dans les sphères « inférieures de l'animalité. » (Jaccoud.) L'accomplissement de la grande fonction se prépare. C'est à partir de ce moment-là que, suivant l'expression de Bernutz, « la femme est toute imprégnée de maternité. » Désormais le système nerveux fonctionnera presque uniquement en vue de la reproduction. Etant admis, comme nous l'établissions tout à l'heure, que les troubles de la fonction génitale dominent l'étiologie de l'hystérie, tout désordre survenu dans les organes génitaux retentira sur lui et y retentira dans le sens de l'ataxie hystérique. Briquet ne craint pas d'avancer que la moitié des femmes sont hystériques. Remarquons en passant que la proportion augmente avec les progrès de la civilisation. L'explication en est simple. Tant que la femme se contente du rôle que la nature lui a confié, son organisation est équilibrée, pondérée de telle sorte que le système nerveux conserve aisément son jeu régulier. Cette condition se trouve réalisée chez les femmes de la campagne qui sont rarement hystériques. Dans les grandes villes, au contraire, nos mœurs raffinées créent à la femme des conditions toutes différentes : nous provoquons, par tous les moyens possibles, l'élément sensible de son système nerveux qui, fort occupé déjà par ailleurs, ne suffit bientôt plus à sa tâche. Dès lors l'hystérie apparaît. Les chagrins, les déceptions, les frayeurs, la pression exercée en certains points dits épileptogènes, sont pour nous des causes insignifiantes qui n'ont d'autre importance que celle de la goutte d'eau qui fait déborder le vase. Que le pouvoir excito-moteur de la moelle acquière, par le fait de l'excitation génitale, le maximum de tension compatible avec l'état physiologique, aucun phénomène particulier ne se produit encore, mais qu'une excitation même très légère, partant d'un point quelconque de la périphérie, vienne se surajouter à la première, l'équilibre sera immédiatement rompu et l'attaque éclatera. Le même désordre sera produit quand l'innervation cérébrale, équilibrant jusque-là l'innervation spinale, viendra à être dominée tout à coup par elle sous l'influence d'une cause d'ordre psychique parfois insignifiante. L'excitation partie de l'appareil génital est tout, le reste n'est rien ou n'est qu'accessoire. Cette manière de voir nous paraît tellement indiscutable que nous ne voyons pas trop à quelle autre théorie on pourrait emprunter l'explication des effets pour le moins singuliers que détermine la compression de l'ovaire qui, tantôt provoque, tantôt au contraire coupe net une attaque d'hystérie. Pour nous l'explication est de la plus grande simplicité. Dans le premier cas, sous l'influence d'une pression légère de la région ovarique, la tension de l'influx nerveux qui avait déjà atteint la limite physiologique maximum se trouve subitement augmentée, faiblement il est vrai, mais assez toutefois pour que la limite soit franchie. Si au contraire l'attaque est déclarée, une pression forte tarit brusquement la source principale de l'excitation et les impressions périphériques n'apportant d'après la théorie qu'un contingent négligeable à l'excitabilité médullaire, le désordre doit forcément cesser. Cesse-t-on la compression, le torrent reprend son cours et l'attaque se reproduit. Ajoutons enfin que si la pression sur les points épileptogènes ne provoque pas *constamment* l'attaque, c'est que la limite de tension n'est pas *constamment* atteinte.

L'incubation utérine, l'accouchement, l'allaitement, voilà trois grandes fonctions qui ne sont représentées par aucune autre semblable chez l'homme. Ce seul fait suffirait à nous rendre compte de la différence qui existe, au point de vue de la fréquence, dans l'hystérie de l'un et de l'autre sexe. Le pouvoir excito-moteur de la moelle se trouve chez l'homme dans un état de repos relatif, plus compatible avec le fonctionnement régulier. Mais là ne s'arrêtent pas les dissemblances. Si la tension de l'influx nerveux est moindre dans la moelle, et cela parce qu'elle est moins sollicitée, il est évident que, pour arriver à la rupture de l'équilibre, les causes communes, auxquelles nous ne reconnaissions tout à l'heure qu'une influence minime, prendront ici une grande importance. A cela près, les conditions sont les mêmes dans les deux cas. Dans les deux cas la hiérarchie physiologique qui subordonne la moelle au cerveau est renversée au profit de la moelle ; mais tandis que chez la femme la moelle doit cette prépondérance accidentelle en grande partie aux sollicitations incessantes de l'appareil génital, et accessoirement aux impressions provenant de la périphérie, elle la tient, chez l'homme, principalement de l'influence de ces dernières causes, et accessoirement de l'excitation génésique. En d'autres termes une goutte d'eau ne suffira plus, comme tantôt, pour faire déborder le vase : si des perturbations d'ordre psychique sont en cause, l'innervation cérébrale aura à faire, pour déchoir, d'autant plus de chemin que l'innervation spinale en aura moins fait pour dominer. Une légère contrariété ne suffira plus pour provoquer l'attaque : pour produire ce résultat, il ne faudra rien moins qu'un de ces grands ébranlements qui stupéfient tout à coup le moi conscient (ainsi le malade de l'observation V devint hystérique après avoir vu éclater un obus à côté de lui). De même quand l'impression initiale part de la sphère des nerfs sensitifs il est bien rare qu'une cause aussi insignifiante que le parfum d'une fleur soit suivie d'une attaque. Le fait est possible pourtant chez les individus du sexe masculin qui « doués « d'une organisation physique délicate et d'un caractère « impressionnable qui les rapprochent de la femme, « sont débilités par l'onanisme et les excès de coït. » Quant à l'hystérie héréditaire, elle tient le milieu entre les deux formes précédentes : l'hérédité à elle seule ne suffit pas pour faire éclater les accidents, mais, avec son influence, il suffira d'une cause occasionnelle légère pour amener ce résultat.

SYMPTOMES.

Si, dans les livres et dans les cours, on rapporte les phénomènes de l'hystérie à deux grandes classes : *hystérie convulsive* et *hystérie sans attaques*, il faut bien reconnaître que cette dichotomie, quelque nécessaire qu'elle soit pour un exposé didactique, est toute artificielle. Dans le domaine des faits on ne retrouve que bien rarement ces divisions tranchées. Entre les simples *vapeurs* en effet et les grandes attaques d'hystéro-épilepsie (hysteria major) tous les intermédiaires peuvent s'observer, tantôt isolés, tantôt combinés entre eux de mille manières.

Conclure de là qu'il est impossible de tracer de l'hystérie un tableau clinique à la fois vrai et complet, ce serait rendre les armes avant d'avoir combattu. La difficulté n'est pas insurmontable, mais elle impose à celui qui veut l'attaquer de front une double tâche : d'abord la conception d'un type idéal qui, par les différents traits de sa physionomie, reproduise synthétiquement les caractères individuels empruntés à chaque cas et serve ainsi de terme de comparaison ; puis l'obligation de relier entre eux les cas par une même vue théorique qui permette de les reconnaître et de les classer au fur et à mesure qu'ils se présenteront à l'observation.

Ces deux opérations synthétiques doivent être précédées d'une analyse minutieuse : nous allons l'essayer séance tenante. Quant à la seconde partie de notre tâche, nous l'aborderons à l'article *diagnostic*.

La grande attaque d'hystérie, l'attaque complète que nous prendrons comme type, comporte cinq périodes(1): I. *Période prodromique.* II. *Période épileptoïde.* III. *Contorsions, grands mouvements, clownisme.* IV. *Attitudes passionnelles.* V. *Délire.*

PREMIÈRE PÉRIODE. — *Période prodromique.*

Les prodromes de l'attaque sont des plus variables. Mais il en est qui, bien plus fréquents que les autres, méritent à ce titre une mention spéciale.

Il existe souvent chez les hystériques des points, dits *épileptogènes*, au niveau desquels la pression détermine en tout temps des sensations douloureuses. Quand l'attaque est imminente, ces points deviennent plus sensibles et souvent il suffit d'une légère excitation des téguments, dans la zone qu'ils circonscrivent, pour provoquer l'explosion d'une attaque. Ils ont pour siège de prédilection chez la femme l'ovaire, principalement l'ovaire gauche, et les gouttières vertébrales. Chez l'homme nous avons noté une fois de l'hyperesthésie pharyngienne (obs. VI). D'autres fois c'est la région abdominale (obs. II) et plus particulièrement la région

(1) Nous suivons, dans l'étude à laquelle nous allons nous livrer, la méthode adoptée par notre excellent ami le Dr Léonce Rogée, bien que sur divers points notre manière de voir diffère complètement de la sienne.

(Dr Léonce Rogée : De l'hystéro-épilepsie ou grande hystérie. Thèse de Paris, 1879.)

de l'hypochondre gauche (obs. III) ou du flanc gauche (obs. IV) qui est le siège de l'hyperesthésie.

Les *hallucinations* et les *illusions sensorielles* constituent un des phénomènes les plus communs de l'hystérie. On les observe dans trois circonstances différentes : à la fin de l'attaque dans la période dite de délire, dans l'intervalle des attaques, et aussi dans la période prodromique. C'est à ce dernier point de vue qu'elles doivent nous occuper pour le moment. Les sens de la vue et de l'ouïe sont plus particulièrement intéressés : ainsi le malade de l'observation II voit son ange gardien et s'entretient avec lui. Ces phénomènes sont des plus communs assurément dans les maladies mentales et dans un grand nombre d'intoxications ; mais dans l'hystérie ils revêtent des caractères bien spéciaux : l'hyperidéation qui les accompagne, loin de présenter les allures désordonnées et incohérentes du délire ordinaire, étonne souvent les personnes présentes par la justesse et l'élévation des idées. Il semble que, par une sorte de *transfert*, la volonté ait abdiqué ses droits au profit des autres facultés intellectuelles.

L'aura constitue un des traits les plus caractéristiques de la période prodromique. Elle est mentionnée 11 fois sur 18 observations de Landouzy, et dans les 7 observations qui n'en parlent pas (et qui sont rapportées du reste avec une grande sobriété de détails) il est permis de croire que l'auteur a passé le fait sous silence pour éviter des répétitions inutiles. Toutes nos observations, à part les deux premières, font encore mention de l'aura. Chez la femme, la sensation prémonitoire a pour point de départ un des ovaires, surtout le gauche : elle gagne bientôt l'épigastre (*premier nœud d'irradiation*) où elle détermine une oppression considérable comparée par la malade à une boule ; la boule s'élève ensuite le long de l'œsophage jusqu'au cou qui se tuméfie (*deuxième nœud*). Puis l'irradiation aboutit à la tête où elle se manifeste par des bourdonnements, des sifflements, de la céphalalgie et une obnubilation de la vue, tous phénomènes beaucoup plus marqués dans le côté gauche de la tête. Chez l'homme les étapes sont les mêmes, sauf la première, qui fait souvent défaut, au moins dans les attaques spontanées. Dans la plupart des observations de Landouzy et dans presque toutes les nôtres, c'est l'*épigastre* qui est le point de départ de l'aura. Mais dans certains cas exceptionnels le point de départ est différent et la route suivie tantôt plus longue, tantôt plus courte : ainsi, dans l'observation 240 de Landouzy, il est fait mention d'un jeune homme chez lequel la boule partait *de l'aisselle* pour gagner l'épigastre et de là le cou. D'autres fois ce sont les deux premières étapes qui sont supprimées : la sensation angoissante débute alors par la gorge, où elle peut se maintenir sans aucune irradiation ultérieure (obs. VI). Supposons enfin que le point de départ et le point d'arrivée se confondent, l'aura se réduira à des troubles de l'ouïe et de la vue et dès lors les hallucinations que nous citions tantôt parmi les signes prodromiques s'expliquent facilement.

Tels sont les principaux symptomes de la période prodromique. Nous voyons déjà que les faits, quelque disparates qu'ils semblent au premier abord, s'enchaînent les uns aux autres par transitions insensibles. Nous ajouterons que ces phénomènes prémonitoires gagnent en intensité ce qu'ils perdent en étendue. Ainsi les troubles de l'ouïe et de la vue seront peu marqués si l'aura, parcourant ses différentes étapes, a débuté très bas, dans les organes génitaux par exemple ; ils acquerront l'importance des hallucinations et des illusions sensorielles, si une partie seulement de la route est parcourue. Que l'aura débute très bas, la constriction de la gorge sera modérée ; qu'elle débute par la région pharyngienne elle-même, il y aura une véritable strangulation, et le malade sera menacé d'asphyxie (obs. VI). Nous ne pouvons pas malheureusement multiplier les exemples ni par conséquent démontrer d'une manière rigoureuse le principe que nous venons de poser. Mais la conclusion qui se dégage du petit nombre de faits qu'il nous a été donné d'observer, n'en est pas moins frappante. Elle tend à prouver que le désordre hystérique est le résultat d'un défaut d'équilibre et qu'un des plateaux de la balance ne saurait être allégé sans que l'autre se surcharge d'autant, par un véritable *transfert*. Ce fait domine, croyons-nous, toute l'histoire de l'hystérie.

On a noté d'autres signes prodromiques tels que malaise, courbature, nausées, tristesse, etc. Ils appartiennent à la symptomatologie banale d'un grand nombre de maladies et méritent à peine une simple mention.

DEUXIÈME PÉRIODE. — *Période épileptoïde.*

La période épileptoïde qui survient ensuite comprend trois phases :

a. *Phase tonique.* — Les membres se raidissent, les bras se portent dans la rotation en dehors et dans l'abduction ; le visage pâle d'abord, puis rouge, est le siège de tremblements fibrillaires , on observe des clignottements rapides des paupières. La langue est quelquefois projetée hors de la bouche. Le malade fait entendre des cris plaintifs, entrecoupés ; enfin l'immobilisation tétanique gagne le corps tout entier.

b. *Phase clonique.* — « Les membres sont agités d'oscillations brèves qui augmentent par degrés et qui finissent par de grandes secousses généralisées. » (Richet, compte rendu du *Progrès médical.*)

c. *Phase de résolution.* — Résolution des membres Perte de connaissance complète. Respiration stertoreuse. Souvent (sialorrhée) écume à la bouche.

Les symptômes de cette période ne sont pas constants, tant s'en faut, et les phases qu'elle comporte ne sont pas toujours nettement séparées. Mais lorsqu'elle se présente à l'observation avec tous ses caractères, on conçoit que l'attaque d'hystérie puisse être prise pour une attaque d'épilepsie. Pour nous, hâtons-nous de le dire, cette confusion est sans aucune espèce d'importance pratique, car nous considérons que l'épilepsie et l'hystérie ne sont que deux modalités différentes d'une même névrose convulsive. En face de l'attaque, le médecin a d'autres questions à se poser. C'est ce que nous examinerons longuement à l'article Diagnostic.

De même qu'une attaque d'hystérie peut être réduite à la période prodromique, ou encore à l'un des phénomènes de cette période, de même elle peut se réduire à la période épileptoïde, à l'une des phases de cette période, à l'un des symptômes de cette phase. Bien plus, le symptôme unique dans lequel l'attaque s'est pour ainsi dire condensée peut offrir lui-même une certaine variabilité, suivant la région dans laquelle il se manifeste de préférence. Nous allons voir, dans la magnifique observation qui va suivre et que nous empruntons à l'un de nos confrères les plus distingués de l'armée de terre, le Dr Jourdan, un exemple d'attaque réduite (1).

Observation II.

Caujolles, caporal au 28e bataillon de chasseurs, se présente à la visite le 17 avril 1878, atteint d'oreillons doubles de volume moyen. Constitution excellente. Tempérament lymphatico-sanguin. Il n'a jamais été malade antérieurement.

Caujolles a eu, la veille, une épistaxis abondante. Il entre immédiatement à l'infirmerie. Le lendemain, nouvelle épistaxis. Les

(1) Jourdan. Compte-rendu d'une épidémie d'oreillons, observée au 28e bataillon de chasseurs. In archives de médecine et de pharmacie militaire, année 1878.

glandes, sous-maxillaires, commencent à se tuméfier; celle du côté gauche atteint, le quatrième jour, la grosseur d'un petit œuf de poule. Rougeur et œdème des parois pharyngiennes, gêne de la déglutition et de la mastication, état saburral des voies digestives, perte de l'appétit, soif, malaise, chaleur.

5 juin. La tuméfaction des parotides a disparu, mais celle des glandes sous-maxillaires persiste. Alors apparaît un gonflement œdémateux du côté gauche du cou. A la palpation, on constate la présence de nombreux ganglions, durs et douloureux, entourant le muscle sterno-cléido-mastoïdien. Peu à peu toute la région antérieure du cou se tuméfie, et le huitième jour, la glande thyroïde s'hypertrophie; chaque lobe a le volume du poing. Le cou, vu de face, a un aspect particulier : il est très large, car la tumeur n'est pas nettement globuleuse, mais étalée, bridée qu'elle est par les sterno-mastoïdiens. Trachée légèrement comprimée, appétit presque nul; le malade tousse et l'on constate de la bronchite.

29 avril (12e jour). Caujolles se plaint de violentes douleurs dans la région lombaire et annonce qu'il a pissé du sang.

Examen des urines. — Couleur brun rouge, se coagulant par la chaleur. Le sang accumulé au fond du vase se révèle par une teinte plus foncée du liquide. Pas de dysurie, pas de ténesme, pas de douleur hypogastrique, pas d'uréthrite antérieure.

Le malade entre à l'hôpital.

L'hématurie diminue progressivement et disparaît après six jours, mais la santé reste mauvaise et l'anémie s'accroît malgré le régime reconstituant qui a été adopté. — De temps en temps accès de palpitation (pas de bruits anormaux au cœur). Le goître persiste ainsi que l'engorgement des ganglions du cou, la parotide et les glandes sous-maxillaires sont revenues à l'état normal. Au bout de deux mois de traitement par la teinture d'iode et l'iodure de potassium, la tumeur thyroïdienne est réduite de moitié, mais elle est encore très apparente, surtout à droite. Le malade, toujours très anémique, se lève un peu. Un congé de convalescence de trois mois lui est accordé, lorsque, le 26 juin, la sœur de service m'annonce qu'il a été pris de colliques violentes avec perte de connaissance (deux heures de durée). Le lendemain matin, au moment où j'examine le ventre du malade, j'assiste à un accès et voici ce que je constate :

Accès débutant par un sentiment de constriction partant de la région lombaire et s'étendant à la région épigastrique, là cette constriction devient atroce : les muscles de toute la paroi abdominale entrent en contraction. Cette contraction est telle que la paroi abdominale antérieure, refoulant les intestins vers la paroi postérieure et vers le diaphragme, semble appliquée contre la colonne vertébrale ; les battements de l'aorte sont perceptibles par la vue et par le toucher ; le ventre est absolument creux ; on a peine à concevoir où ont pu fuir les viscères.

A un moment donné, tous les muscles du dos, du thorax et des lombes participent à cette contraction : c'est une véritable contraction tonique générale du tronc. A ce moment le bassin est fortement porté en avant ; la tête, renversée en arrière, soutient seule le tronc, le bassin n'appuyant plus sur le lit ; on se croirait tout d'abord en présence d'une grande convulsion tétanique. Le malade porte les mains à sa gorge comme pour se débarrasser d'un corps qui l'étouffe. La tumeur thyroïdienne se tend et augmente de volume. La face est calme, cependant les mâchoires sont contractées, les yeux fermés et les paupières agitées de rapides frémissements. Les pupilles ont conservé leur impressionnabilité à la lumière. La perte de connaissance est complète, la sensibilité abolie.

Au bout d'une minute environ une détente se produit : le malade exécute quelques inspirations. Il est haletant, puis il pousse de profonds soupirs ; ses narines se dilatent. Les muscles se relâchent, mais sont encore agités par moment de secousses convulsives, du hoquet se produit.

A ce repos relatif qui dure de huit à dix minutes succède une nouvelle convulsion tonique, semblable à la première, suivie d'un nouvel intervalle de calme et ainsi de suite, de façon que l'attaque entière dure plus d'une heure.

Le malade revenu à lui ne conserve aucun souvenir de ce qui s'est passé. Il ne se rappelle que de la sensation de constriction du début qui part toujours des reins, se propage à l'épigastre et remonte à la gorge, alors il perd connaissance et ne se souvient plus.

Le lendemain, nouvelle attaque. De nouveaux symptômes se manifestent. Nous nous apercevons que le malade craint notre approche ; il craint surtout la palpation du ventre, exploration qui provoque presque toujours une attaque, nous en avons fait l'expérience.

Les attaques non provoquées sont précédées d'une aura : le malade les sent venir un quart d'heure, une demi-heure d'avance ; elles s'annoncent par un sentiment de fatigue, des palpitations, des bourdonnements d'oreilles ; il éprouve des sensations de froid, puis de chaleur, enfin l'attaque débute toujours par une constriction en ceinture, allant des reins à l'épigastre. Après l'attaque, le malade est triste, abattu, se plaint de céphalalgie ; il émet des urines abondantes.

Du 26 juin au 12 juillet, nous comptons 22 attaques, dont la durée varie de trente minutes à trois heures avec 5 à 30 paroxysmes. Le malade a eu au moins une attaque tous les jours, quelquefois deux, une fois trois. De nouveaux symptômes apparaissent: nous découvrons à la région lombaire un point d'hypéresthésie, la pression du doigt sur l'apophyse épineuse de la deuxième vertèbre lombaire provoque une violente douleur.

Poursuivant nos recherches, nous constatons que tout le côté gauche, membre et tronc, est le siège d'une analgésie des plus manifestes. La sensibilité tactile n'est pas abolie, mais on peut piquer, pincer par surprise le malade, sans qu'il éprouve aucune douleur. Lorsqu'en le pinçant le plus fortement possible on lui demande ce qu'il éprouve, il répond qu'on le touche avec le doigt. Quand on met, par surprise, un corps brûlant en contact avec le membre gauche, il ne sent qu'une légère chaleur ; le même corps appliqué à droite provoque une très vive douleur. En chatouillant la plante du pied gauche, le malade ne sent rien, sous l'influence de la même excitation à droite, il retire vivement son membre. La luette, le voile du palais, le pharynx, peuvent être chatouillés impunément avec le doigt ou avec les barbes d'une plume ; il en est de même des fosses nasales et du conduit auditif. La vue, l'ouïe et l'odorat sont intacts ainsi que la force musculaire. Le malade se lève et se promène dans la journée.

Le traitement par le bromure de potassium jusqu'à 8 grammes par jour, n'a donné aucun résultat. La belladone, l'éther, l'oxyde de zinc, le chloral, les injections hypodermiques de chloroforme n'ont pas mieux réussi. La maladie poursuit sa marche et semble s'aggraver.

En effet, à partir du 17 juillet, les attaques quotidiennes deviennent plus longues et plus effrayantes ; elles durent quelquefois cinq à six heures. Trois hommes peuvent à peine contenir le malade. Ces attaques arrivent le plus souvent vers sept heures du soir (nous essayons du sulfate de quinine qui ne produit rien). Leur aspect s'est modifié. L'aura est maintenant suivie d'une période d'hallucination. Le malade est couché sur le dos, les yeux ouverts, et immobile, pendant un quart d'heure à une demi-heure. Il parle avec un être imaginaire qui est, dit-il, son ange gardien ; il l'interroge sur sa maladie ; il écoute ses réponses qu'il répète et qui sont quelquefois étonnantes; il soutient ainsi une longue conversation. Si, pendant le dialogue, on touche le malade du doigt, il bondit comme s'il recevait une commotion électrique, puis il reprend le cours de sa conversation. Ces hallucinations précèdent toujours immédiatement l'accès convulsif qui devient formidable. Les contractions de la paroi abdominale sont poussées à leur dernière limite. Par moments, le diaphragme s'abaisse brusquement comme un piston et refoule en bas les intestins. Alors la paroi abdominale se contractant brusquement à son tour, refoule ces viscères vers la cage thoracique qui s'évase outre mesure. A ce moment donc le malade, couché sur le dos, la tête fortement renversée en arrière, n'appuie plus sur le lit que par la nuque et les talons ; il est recourbé en arc au point que le corps forme presque une demi-circonférence. Des secousses effrayantes le lancent au-dessus du lit, qu'il abandonne complètement, puis apparaissent les convulsions les plus extraordinaires, les mains cherchent à déchirer la poitrine et le cou. Ces paroxysmes ont une durée de dix à quinze minutes. Alors les contractions cessent et les hallucinations reparaissent. Le malade parle jusqu'à un nouveau paroxysme. Cela dure ainsi de quatre à cinq heures.

Dans l'intervalle des attaques Caujolle est fatigué, découragé de ne pouvoir partir. Anémie toujours profonde. L'appétit, quoique irrégulier, n'est pas entièrement perdu ; les digestions se font bien, malgré quelques vomissements.

Tous les traitements ayant échoué, nous envoyons tous les matins le malade aux thermes de Dax subir un traitement hydrothérapique. Après 10 bains et 20 douches une amélioration notable est survenue. Le malade n'a plus qu'un accès par jour, quelquefois un tous les deux jours, et ces accès ne durent qu'une ou deux heures, avec 5 à 10 paroxysmes. L'état général est devenu meilleur, l'appétit plus régulier, l'espoir renaît. La classe à laquelle appartient ce malade est libérée depuis plusieurs jours et nous le laissons rentrer dans sa famille. Un mois plus tard, nous apprenons qu'après une dizaine d'attaques la guérison est obtenue.

Aucun antécédent dans la famille du malade, robustes paysans de l'Ariège. Les organes génitaux ont été respectés.

IIᵉ Période. — *Contorsions, grands mouvements, clownisme.*

« Après un moment de calme assez court, la seconde période commence ; elle est représentée par deux ordres de phénomènes assez distincts : les contorsions et les grands mouvements. » (Richer, *Progrès médical.*)

Les contorsions sont constituées par des attitudes bizarres que prend le malade qui tantôt reste étendu comme crucifié sur son lit, tantôt se courbe en arc de cercle de telle sorte que les talons atteignent presque l'occiput. L'observation précédente nous montre un exemple de cette dernière attitude, survenant immédiatement après la période tonique.

Les grands mouvements consistent en oscillations incessantes des membres et du tronc. Parfois le malade semble exécuter de profondes salutations. D'autres fois il est soulevé hors de son lit par de grandes secousses convulsives et par des projections rhythmiques du bassin, comme le constate l'observation suivante encore empruntée au Dr Jourdan.

Observation III

Bourgeois, caporal au 28e bataillon de chasseurs, entre à l'infirmerie le 28 mai 1878 pour oreillons doubles. C'est un jeune homme de 25 ans, très vigoureux. Il eut au mois de décembre dernier une bronchite capillaire grave, à la suite de laquelle il obtint un congé de convalescence de deux mois. Depuis cette époque il est resté plein de santé.

26 mars (au moment où sévissait une épidémie d'orillons). Tumeur parotidienne assez volumineuse ; les glandes sous-maxillaires sont tuméfiées. Le quatrième jour, nous constatons une orchite gauche.

Le lendemain, fièvre très forte (délire pendant la nuit).

Le surlendemain, le testicule droit se prend à son tour.

Le malade est envoyé à l'hôpital le 6 juin. — Résolution assez lente des deux testicules qui restent longtemps volumineux et de consistance molle. Le malade accuse une douleur permanente dans l'hypochondre gauche.

Le 19 juillet, Bourgeois se trouvait debout à côté du lit du caporal Caujolle qui fait le sujet de la précédente observation, lorsqu'il tomba tout à coup sans connaissance sur le plancher. On le transporte sur son lit et alors commence, nous dit la sœur du service, une attaque rassemblant beaucoup à celle du caporal Caujolle.

A notre arrivée dans la salle, une heure après, nous trouvons le malade affaissé, haletant, en sueur. La poitrine est couverte d'un pointillé rouge vif, formé de petites taches sanguines analogues à du purpura. Le malade a en outre de fortes palpitations, et il apprend avec étonnement ce qui lui est arrivé. — Potion au chloral. — La nuit se passe sans nouveaux accidents.

Le lendemain, le malade se plaint toujours de sa douleur à l'hypochondre gauche. La palpation ne fait rien découvrir, et, bien qu'elle ne soit pas douloureuse, le malade cherche à l'empêcher et redoute l'approche de nos mains. En effet, à peine avons-nous terminé notre examen et recouvert le malade, une violente attaque se déclare. La paroi abdominale se contracte par brusques secousses, le bassin est porté en avant comme par une décharge électrique, les mains se portent vers l'hypochondre gauche, comme pour en arracher un corps gênant. Puis la contraction devient générale, le malade est soulevé hors de son lit par de grandes secousses convulsives. Les mouvements en avant du bassin sont caractéristiques. La tête est fortement renversée en arrière, la face violacée, les membres agités de mouvements désordonnés. (Trois hommes peuvent à peine maintenir le malade.) Les mains se portent souvent au cou et, saisissant la peau, la déchireraient si on ne les attachait. Au bout de quelques minutes la période convulsive cesse; le malade prononce alors des paroles incohérentes il lève la tête, regarde fixement son oreiller, se met à siffler, chantonner, puis tout à coup il est pris de brusques contractions du tronc lançant le bassin en avant et alors commence un nouveau paroxysme qui dure de cinq à dix minutes. L'attaque entière a une durée de une à trois heures suivant le nombre d'accès convulsifs. Elle se termine par des sueurs abondantes. Le malade n'en conserve qu'un vague souvenir. Il est triste, découragé.

Du 19 juillet au 8 août il a une, souvent deux attaques par jour. — Pas de point d'hyperesthésie, ni d'analgésie.

Tous les antispasmodiques sont administrés successivement sans succès. Deux injections hypodermiques de chloroforme n'amènent pas plus de sédation que chez le malade précédent; le bromure de potassium à hautes doses ne réussit pas mieux.

Nous l'envoyons alors aux thermes suivre un traitement hydrothérapique. Comme chez son camarade, ce traitement est suivi d'amélioration. Les attaques deviennent moins longues et moins graves; elles ne durent guère plus d'une heure et ne surviennent parfois que tous les deux jours. Le malade, libéré depuis quelques jours, est rendu à sa famille.

Depuis, nous n'en avons plus reçu de nouvelles.

IVe Période. — *Attitudes passionnelles.* — Ve Période. — *Délire.*

La période des attitudes passionnelles présente chez la femme des variétés infinies. Voici du reste la belle description qu'en donne le Dr Rogée : « Ce sont des hallucinations qui généralement rappellent à la malade une scène qui l'a vivement frappée. La crainte ou la joie se peignent tour à tour sur ses traits ; elle se lève debout sur son lit, regardant dans la salle un point où s'agite sans doute le fantôme qui l'inquiète ; ses yeux deviennent brillants ; elle appelle quelqu'un de la tête, prononce quelques paroles, toujours les mêmes ; puis tout à coup sa lèvre inférieure se porte en haut, ses sourcils s'abaissent et se rejoignent, ses globes oculaires se dérobent sous l'orbite, ses narines se dilatent, l'expression du visage est terrifiante. Elle pousse deux ou trois cris de fureur et retombe sur son lit. »

Chez l'homme, la période des attitudes passionnelles manque souvent ; d'autres fois on en trouve encore des traces comme dans l'observation III. D'autres fois enfin elle paraît se confondre intimement avec la période de *délire*, comme dans l'observation suivante que nous devons à notre ancien collègue et excellent ami le Dr Magel, médecin de 1re classe de la marine.

Observation IV.

Croske, 23 ans, pêcheur de morue (Islande) né à Dunkerque, Constitution très vigoureuse. Employé à bord comme infirmier.

Au dire de ses camarades, cet homme est d'un caractère changeant, souvent triste, surtout le matin, quelquefois très gai. Deux mois auparavant, au passage de la ligne, il avait paru atteint d'un certain dérangement des facultés mentales (tristesse, réponses difficiles, souvent peu en rapport avec les questions). Cet état s'était dissipé de lui-même en quelques jours.

15 avril 1877, 8 heures du soir. — Après avoir mangé comme de coutume, Croske ressentit un peu de fatigue et se coucha sur un lit d'hôpital. Il est pris presqu'aussitôt d'un accès de suffocation. Immédiatement prévenu je constate un météorisme énorme de l'abdomen qui est très sensible à la pression surtout au niveau du flanc gauche. La gorge est sèche et douloureuse, le malade y porte constamment les mains comme s'il voulait en arracher le corps qui fait obstacle à la respiration; celle-ci est brève, fréquente, bruyante.

Au bout de quelques instants surviennent des convulsions cloniques ! les membres sont agités violemment dans tous les sens; le bassin est projeté en avant 7 ou 8 fois de suite. Peu à peu ces mouvements deviennent moins intenses et le malade est pris d'un hoquet bruyant entremêlé de sanglots. Il voit alors se promener devant lui des personnages imaginaires qui le menacent sans doute et qu'il cherche à atteindre en se soulevant sur son lit et en les montrant du doigt. Par moments il me reconnait, d'autres fois, il m'appelle et demande qu'on aille me chercher, bien que je ne l'aie pas quitté depuis le début de l'attaque. Les pupilles sont dilatées, mais se contractent aisément lorsqu'on approche une bougie

Quelques inhalations d'éther ont paru amener un peu de calme. Vers 10 heures le malade tomba dans une sorte de somnolence, les yeux restant ouverts. Enfin de nouvelles hallucinations se produisent, mais sans que cette fois le malade cherche à se lever. Les yeux, secs jusqu'alors, deviennent humides, puis se sèchent de nouveau ; le malade se plaint d'une vive douleur siégeant cette fois à la région précordiale avec irradiations dans l'épaule et le bras gauches. Soif vive, gorge sèche et douloureuse. (Depuis le début de l'attaque le malade est couvert de sueur. La température de l'hôpital est de 25° environ.) Enfin, après plusieurs alternatives de calme et de délire hallucinatoire, état de somnolence qui se prolonge jusqu'au lendemain matin. (Traitement : alcoolé au musc, 1 gramme, bromure de potassium, 6 grammes.)

Le 16. Grande tristesse. Douleurs vives dans l'abdomen, l'épaule gauche et la tête. Une selle le soir après l'administration d'un lavement. Météorisme toujours considérable.

Le 17. Persistance des douleurs et du météorisme. Le malade, très triste, ne répond que par monosyllabes et même de préférence par signes.

La constipation persistant, un nouveau purgatif est administré le surlendemain. Cinq jours après Croske est complètement revenu à son état normal.

(L'interrogation du malade ne m'a fait découvrir aucune trace d'affection nerveuse antérieure à cette attaque ni chez lui, ni chez ses parents. — Croske du reste, quoique intelligent, est très peu communicatif. Son état ne laisse plus rien à désirer pendant les six mois qui s'écoulent avant la fin de la campagne. Lorsque, dix-huit mois plus tard, je le rencontrai sur un bateau pilote de la rade de Dunkerque, il me dit avoir toujours joui depuis cette époque d'une santé parfaite. — D'autre part, si j'ai pu croire un instant à une intoxication par la belladone, la persistance de la contractilité pupillaire et l'examen des actes accomplis par le malade pendant la journée qui a précédé l'attaque m'ont fait abandonner cette opinion.)

La fin de l'attaque est ordinairement annoncée par quelque phénomène qui dénote qu'à la période de suractivité, dans la sphère du sympathique, a succédé une période d'épuisement. Tantôt c'est de la polyurie (obs. II); d'autres fois du ptyalisme, ou bien une hypersécrétion lacrymale (obs. VI); dans quelques circonstances il y a des sueurs profuses (obs. III). Deux observations de Landouzy signalent des vomissements, sans en spécifier la nature; notre collègue et ami le Dr Bobrie, médecin de la marine, observait dernièrement en escadre un malade chez lequel la fin des attaques coïncidait avec des vomissements aqueux parfaitement incolores. On peut se demander encore si le météorisme noté dans l'observation IV ne doit pas être rapporté à une cause de même ordre. Enfin, le malade de l'observation III eut la poitrine couverte de taches de purpura à la suite d'une attaque. Landouzy (page 149) cite un cas analogue. Il nous semble difficile d'expliquer ces faits autrement que par un trouble de l'innervation vaso-motrice.

Léthargie. — Manifestations démoniaques, danse de Saint-Guy, chorée rhythmique hystérique. — Extase, somnambulisme, hypnotisme, catalepsie. — Anesthésie, analgésie, dyschromatopsie. — Paralysies. — Contractures.

La transition est insensible, avons-nous dit, entre l'hystérie convulsive et l'hystérie vaporeuse. Aussi tous les phénomènes que nous avons encore à étudier peuvent-ils rentrer dans le cadre que nous nous sommes tracé? Le plus souvent, en effet, nous n'aurons à invoquer, pour nous rendre compte du mécanisme de leur production, que la prédominance de telle ou telle période de la grande attaque au détriment des autres périodes. Dans tous les cas il nous suffira, pour les expliquer, de faire intervenir une simple modification quantitative dans l'activité fonctionnelle des trois grands départements du système nerveux : cerveau, moelle, grand sympathique. Nous essayerons d'établir une fois de plus que ces modifications s'opèrent sans déperdition de force et ne consistent, après tout, qu'en une distribution vicieuse de celle-ci.

La prédominance de la période épileptoïde réalise une similitude presque complète entre l'attaque d'hystérie et l'attaque d'épilepsie, et peut-être les cas de *sommeil léthargique* survenant chez les hystériques (Briquet entre autres en a rapporté trois cas), peuvent-ils s'expliquer par la prédominance et la prolongation exagérées de la dernière phase de cette période (résolution, stertor).

Les *manifestations démoniaques*, la *danse de Saint-Guy*, la *chorée rhythmique hystérique* peuvent être regardées comme dérivant d'une variété d'attaque avec prédominance de la 3e période (contorsions, grands mouvements, clownisme).

Il est remarquable de voir un même état morbide faire de ceux qui en sont atteints tantôt des anges, tantôt des démons ; conduire des *possédés* sur le bûcher et des saints dans le paradis ; c'est pourtant ce qui eut lieu au moyen âge qui produisit, à côté des sorciers qu'on rôtissait, des extatiques dont les noms remplissent aujourd'hui les colonnes du calendrier (sainte Thérèse, sainte Elisabeth, etc.). L'*extase* n'est qu'une exagération de la quatrième période (attitudes passionnelles) ou de la première, à moins qu'elle ne constitue à elle seule toute l'attaque (saint François de Salles était un hystérique extatique). Dans cet état le malade est complètement étranger à tout ce qui se passe autour de lui ; les organes des sens ne répondent plus à leurs excitants physiologiques : il semble que l'activité nerveuse se soit concentrée dans les cellules corticales en rapport avec les fonctions d'idéation.

A côté de l'extase se place tout naturellement le *somnambulisme*. Dans ce dernier état il y a, comme dans l'autre, un certain degré d'hyperesthésie cérébrale, si l'on peut s'exprimer ainsi. Mais si le sens de la vue est momentanément éteint comme dans l'extase, celui du toucher acquiert une finesse extrême et permet, aidé par la mémoire également accrue, l'exécution d'actes parfois très compliqués. Nous aurions la même remarque à faire à propos du somnambulisme provoqué ou *hypnotisme* ; et enfin la possibilité de provoquer l'*état cataleptique* par des moyens analogues à ceux que l'on emploie pour obtenir la somniation, permet de ranger le phénomène dans la catégorie de ceux que nous venons d'étudier.

Dans la catalepsie, les membres ont une sorte de flexibilité cireuse : ils prennent et conservent toutes les positions qu'on peut leur donner. Chose curieuse ! si, dans l'état de catalepsie hypnotique, on place les malades dans une attitude exprimant l'orgueil, la colère, leur visage et leurs idées se mettent immédiatement en harmonie avec les gestes.

Deux théories principales se disputent l'explication des phénomènes cataleptiques. Les uns, invoquant la perte du sens musculaire, pensent que le cerveau, cessant d'être renseigné sur l'état des muscles, et n'ayant aucune notion sur le degré de résistance qu'ils ont à vaincre, est impuissant, après la première impulsion, à modifier cet état qui reste définitif si la vue n'intervient pas. Cette explication rend compte de la facilité avec laquelle M. Lasègue rend cataleptiques des hystériques simplement en leur fermant les yeux. D'autres, niant le sens musculaire, font observer que tous les cataleptiques sont du même coup anesthésiés, et expliquent par l'anesthésie cutanée l'impuissance cérébrale. Remarquons qu'aucune de ces deux théories ne rend compte des cas, et ils existent (obs. V) où le sens de la vue, demeuré intact, ne supplée pourtant point au sens musculaire ni au sens du toucher. Mais elles sont incomplètes à un autre point de vue : elles négligent complètement un des côtés de la question. Lorsque, par exemple, le bras est porté à la position horizontale et la conserve, le deltoïde et les autres muscles élévateurs développent évidemment une somme de travail exactement équivalente au poids du membre : or, s'ils travaillent ils dépensent, et devant la constatation de ce fait, on est en droit de se poser deux questions : Comment l'organisme satisfait-il à cette dépense ? Y a-t-il ici une augmentation dans la chaleur produite comme dans tous les cas où le système musculaire fonctionne avec énergie et pendant longtemps? C'est la clinique qui va répondre pour nous.

OBSERVATION V.

L... J..., 33 ans, ouvrier à l'arsenal maritime de Rochefort.

Antécédents morbides. Chancre il y a 17 ans environ : traces de pustules d'ecthyma sur tout le corps. Depuis, cystite, érysipèle de la face. En 1870 forte contusion par un éclat d'obus au niveau des 10e et 11e vertèbres dorsales. A la suite de cette blessure a été atteint d'accidents analogues à ceux qui vont être décrits et que M. Corlieu a publiés dans l'*Union médicale*. En outre plusieurs entrées à l'hôpital pour fièvre paludéenne et douleurs rhumatismales.

5 avril 1879. Le malade est apporté à 3 heures du soir à l'hôpital. Pas de renseignements sur l'invasion du mal. On constate les symptômes suivants :

Toute la moitié gauche du corps est inerte et absolument insensible. Un peu de congestion céphalique. Mâchoires serrées sans écume à la bouche. Narines fortement dilatées. Le membre supérieur droit (la main surtout) est agité d'un tremblement continu. Le tronc est rigide à tel point que le malade peut être soulevé tout d'une pièce comme une statue de marbre. Respiration courte, difficile, anxieuse. L'intelligence est conservée : le malade en effet, complètement aphasique, et ne pouvant tirer la langue hors de la bouche témoigne par des mouvements de la tête et des yeux qu'il comprend les questions et cherche à y répondre, L'abdomen est sensible à la pression. Les battements et les bruits du cœur sont à peine perceptibles ; le pouls est petit, régulier, un peu lent ; le murmure vésiculaire s'entend à peine.

A la contre-visite, c'est-à-dire une heure après, les mouvements convulsifs du membre supérieur droit ont cessé et le malade écrit très nettement les réponses aux questions qu'on lui pose. Il se plaint de céphalalgie. Le trismus a cessé. La langue est toujours paralysée. Dans le côté gauche on constate un signe nouveau : les membres conservent pendant un temps considérable les positions les plus diverses et cela sans que le malade éprouve la moindre fatigue ni la moindre sensation douloureuse. Température : 36,8 Pouls à 100. Respiration à 28.

Traitement : potion	Bromure de potassium.........	6 gr.
	Sirop de Belladone..............	30
	Infusion de tilleul	120

Frictions, baume de Fioraventi.

Le 6. Le pouls a pris de l'ampleur, la respiration est moins anxieuse. Le malade n'a pas dormi, mais il ne se plaint d'aucune douleur. Pas de selles depuis vingt-quatre heures. Même état du côté des organes de la locomotion. Sensibilité électrique très-développée ; sous l'influence du courant induit les muscles se contractent également bien des deux côtés (soupes, quart de vin, eau vineuse, potion tonique, potion bromurée, lavement purgatif).

Le 7. Pouls extrêmement petit, à 90. Respiration dyspnéique à 36. Les côtes gauches s'élèvent à peine pendant l'inspiration. Ventre tendu, pas d'urines depuis 24 heures : le cathétérisme évacue 800 grammes d'urine normale. Les membres, gauches, qu'on ne fléchit qu'avec une certaine difficulté, conservent encore indéfiniment la position qu'on leur a donnée. La sensibilité est abolie dans tous ses modes, sauf la sensibilité électrique.

Le 8. Le malade a bien dormi la nuit dernière. Il se sent mieux, écrit-il ; il peut amener la langue jusqu'aux lèvres, mais sans pouvoir encore prononcer une seule parole. L'anesthésie a disparu au tronc et à la face, mais la sensibilité est encore fort obtuse dans les membres. Les phénomènes cataleptiques sont bien moins nets depuis hier matin et le malade peut imprimer quelques légers mouvements au membre supérieur.

Le 9. Le malade peut parler à voix basse. Les phénomènes cataleptiques ont complètement cessé. (La température prise dans les deux aisselles depuis le début de la maladie n'a donné *qu'un dixième* de degré de différence en faveur du côté gauche.) Douleur à la pression au niveau des 10e, 11e et 12e vertèbres dorsales (cicatrice de l'ancienne blessure).

Le 13. Amélioration continue. Timbre normal de la voix. Plus de douleurs, plus d'anesthésie. Les membres gauches ont recouvré leurs mouvements volontaires mais le malade ne peut encore se tenir debout (Même traitement. Une séance de faradisation de dix minutes.

Le 16. Le malade s'est levé dans la journée, mais sans pouvoir s'appuyer sur la jambe gauche qui est le siège de fourmillements douloureux surtout quand la plante du pied arrive au contact du sol.

Le 20. Les douleurs ont cessé. Le malade s'est levé et a pu faire quelques pas. Le membre supérieur a recouvré tous ses mouvements mais il est encore très faible. Rien de nouveau à noter si ce n'est une transpiration abondante qui couvre le corps du malade pendant les trois quarts d'heure qui suivent les séances de faradisation.

A partir de ce moment l'état du malade s'améliore de jour en jour. Il sort complètement guéri le 17 mai.

(Nous devons cette observation à l'obligeance de notre excellent ami le Dr Touchet, médecin de la marine.)

Nous voyons dans cette observation que, en vertu d'une sorte de balancement organique qu'on retrouve toujours dans l'hystérie quand on se donne la peine de la chercher, l'inertie des membres du côté gauche était accompagnée, au début, de mouvements convulsifs dans ceux du côté droit. Une remarque analogue est applicable à l'*hémianesthésie* qui, le plus souvent du moins, s'accompagne d'une hyperesthésie du côté opposé.

La *sensibilité*, chez les hystériques, peut être accrue ou diminuée. Nous ne reviendrons pas sur les phénomènes d'*hyperesthésie* que nous avons déjà suffisamment étudiés et dont nous chercherons l'origine à l'article diagnostic. Quant à l'*anesthésie*, rare chez l'homme, elle affecte le plus souvent, chez lui comme chez la femme, la forme hémiplégique, et siège surtout à gauche. L'observation II mentionne une simple *analgésie*, la sensibilité tactile étant conservée, et il est intéressant de noter que cet état est survenu à la suite d'attaques remarquables par leur violence. Dans l'observation V nous voyons l'anesthésie accompagner l'état cataleptique et disparaître avec lui. Parfois l'anesthésie cutanée est distribuée par zones étroites qu'il faut rechercher avec soin pour les découvrir. Ainsi, dans l'observation VI, il est fait mention d'une anesthésie limitée au niveau de la face dorsale du poignet droit. Les organes des sens peuvent également être affectés : parmi ces désordres sensoriels, les troubles dyschromatopsiques, rares chez l'homme d'ailleurs, sont des plus remarquables. MM. Charcot et Landolt ont montré que la rétine est divisée en un certain nombre de zones concentriques à chacune desquelles est dévolue la perception d'une couleur déterminée : ainsi la zone centrale perçoit le violet, et les autres perçoivent, du centre à la périphérie, le vert, le rouge, l'orangé, le jaune et le bleu. Dans l'amblyopie hystérique, l'anesthésie rétinienne progresse du centre à la périphérie de telle sorte que le jaune et le bleu peuvent continuer à être perçus alors que les autres couleurs sont complètement effacées. Ces troubles dyschromatiques sont soumis, ainsi que les autres variétés d'anesthésie, aux lois qui régissent les phénomènes de transfert que nous étudierons à l'article Traitement. L'anesthésie pharyngienne, de la région épiglottique en particulier, sur laquelle Bernutz insiste d'une manière spéciale, n'est mentionnée que dans une seule de nos oberνations (obs. II). Dans l'observation VI c'est tout le contraire que l'on constate, c'est-à-dire de l'hypéresthésie.

Les *paralysies du mouvement*, dégagées de tout autre symptôme susceptible de les faire passer inaperçues, sont rares chez l'homme, mais elles sont possibles. Dans l'observation V nous voyons un certain degré de parésie musculaire persister, après la cessation de l'état cataleptique, dans les muscles de la moitié gauche du corps, principalement dans ceux du membre inférieur. Or, chez la femme, la paralysie est fréquente et elle affecte de préférence les formes hémiplégique gauche et paraplégique. La même observation offre un exemple de *paralysie viscérale*, l'évacuation de l'urine n'ayant pu s'opérer, à un moment donné, qu'avec le secours du cathétérisme. Enfin, chez le malade de l'observation IV, le muscle intestinal fut frappé d'inertie.

Les *contractures* sont *permanentes* ou *transitoires*. Les premières, qui ont pour siège de prédilection les muscles de l'œil (strabisme, surtout le strabisme convergent) et les muscles des extrémités (pied bot, principalement le pied bot équin) sont rares chez l'homme. La seconde variété est plus fréquente : dans l'observation VI la contracture occupe les muscles du pharynx et de la langue, dans l'observation I les muscles fléchisseurs des doigts. Il n'est pas besoin de rappeler que ces contractures représentent une des phases de la grande attaque d'hystérie.

DIAGNOSTIC.

Si, imitant la résignation de nos juges, quelque téméraire s'avise jamais de nous lire, nous lui devons autre chose qu'un diagnostic différentiel banal qu'il trouverait tout au long et bien mieux exposé dans n'importe quel manuel. Nous glisserons donc très rapidement sur les caractères qui distinguent la grande attaque d'épilepsie de la grande attaque d'hystérie. Dans la première : absence de prodromes; aura très rare; pas de constriction épigastrique; cri unique, sinistre; chute subite, n'importe où; perte de connaissance absolue; convulsions automatiques; terminaison brusque des accès qui ne durent que de quatre à cinq minutes; pas de troubles bien marqués, après l'attaque, du côté des organes des sens. — Dans la seconde : prodromes constants; aura presque constante; constriction épigastrique et sensation de boule; cris plaintifs et entrecoupés; choix du lieu où doit s'opérer la chute; possibilité de la retarder; convulsions se rapportant à la mimique des passions (Briquet); attaques dépassant souvent une heure de durée et terminées par : *hoquet, pleurs, sialorrhée, sueurs, urines claires, vomissements aqueux*; et, après l'attaque : anesthésie, analgésie, contractures, etc. Voilà des caractères qui sont trop significatifs par eux-mêmes pour que la confusion soit possible entre les grandes attaques de l'une et l'autre névrose.

Mais n'oublions pas qu'à côté de la grande attaque il y a les accès avortés, incomplets, les formes larvées, etc. Si l'on a pu comparer à bon droit l'hystérie à un véritable Protée, non moins protéiforme est la névrose épilepsie. C'est précisément dans ces formes anormales, si insidieuses dans leurs allures, que gît la difficulté du diagnostic différentiel. Or, celui qui aborderait la solution du problème avec cette idée préconçue que l'hystérie et l'épilepsie sont deux maladies essentiellement distinctes, se trouverait, en face des cas mixtes, exactement dans la même situation que l'âne de Buridan entre ses deux bottes de foin. Si, au contraire, on part de ce principe que l'hystérie et l'épilepsie ne sont que deux modalités d'une même névrose convulsive empruntant les traits de leur physionomie propre aux fonctions différentes des deux extrémités de l'axe spinal dans lesquelles chacune d'elles a élu domicile, on n'a plus à se demander quelle est la nature du mal, mais bien quel en est le siège. On satisfait aisément de cette manière aux exigences de la prognose et de la thérapeutique, tandis que l'indécision de tantôt condamnait à la réserve d'un côté, à l'expectoration ou au tâtonnement de l'autre.

Mais quittons le domaine de la spéculation pour entrer dans celui de la démonstration. Nous nous attacherons tout d'abord à faire ressortir les points de ressemblance qui existent entre l'hystérie et l'épilepsie, étude bien plus intéressante et bien plus féconde, à notre sens, que celle qui consiste à mettre les différences en relief; en second lieu nous chercherons à expliquer ces différences par une question de siège.

(A). — I. Il n'est point d'altération somatique constante (où si elle existe elle est inconnue) à laquelle on puisse attribuer l'origine de l'excitabilité anormale du bulbe qui constitue l'essence même de l'épilepsie. A ce point de vue la parenté est étroite entre l'épilepsie et l'hystérie. Dans les deux cas, en effet, les désordres organiques sont des plus inconstants : 1° dans leur existence; 2° dans leur nature; 3° dans leur siège; 4° dans leurs effets. Une lésion donnée, prenons comme exemple une lésion utérine, déterminera : chez telle femme rien du tout; chez telle autre de l'hystérie; chez une troisième de l'épilepsie. Avec la même lésion, dans un cas, c'est l'excitabilité du bulbe qui est accrue; dans l'autre, c'est celle de la moelle épinière. Pourquoi ? C'est ce que nous aurons à examiner plus tard en étudiant les différences.

II. La comparaison de Schröder van der Kolk, qui assimile la moelle allongée à une bouteille de Leyde, et l'accès épileptique à l'étincelle qui décharge l'appareil, rendant compte ainsi de l'intermittence des attaques de l'épilepsie, est entièrement applicable à la moelle épinière et nous explique tout aussi bien l'intermittence des attaques de l'hystérie.

III. La puissance pathogénique de l'hérédité est la même dans les deux cas; mais ce qui rend l'analogie encore plus étroite entre les deux névroses, c'est que l'épilepsie peut engendrer l'hystérie chez les descendants et *vice versa*. Il y a là un critérium d'une grande valeur, car les maladies ne se transmettent par hérédité qu'identiques à elles-mêmes (ce qui ne se transmet pas par exemple, c'est le siège du mal).

IV. Les émotions morales vives, l'onanisme, etc.,

appartiennent aussi bien à l'étiologie de l'hystérie qu'à celle de l'épilepsie.

V. Dans l'épilepsie l'aura sensitive périphérique peut présenter dans son ascension vers la tête, chez certains individus, une lenteur inaccoutumée; aussi peut-on dans les cas de ce genre prévenir l'attaque en barrant la route à l'aura au moyen d'une ligature interposée au tronc et au point de départ de la sensation prémonitoire. Que l'on rapproche ce fait, sans tenir un compte trop rigoureux de la chronologie des phénomènes, qu'on rapproche ce fait des résultats de la compression ovarique dans l'hystérie, et l'on aura une analogie de plus entre les deux névroses.

VI. Les statistiques démontrent qu'un grand nombre d'épileptiques sont frappés en temps d'orage. On sait d'un autre côté combien les hystériques sont sensibles à l'état électrique de l'atmosphère.

VII. Parmi les formes larvées de l'épilepsie, Trousseau a particulièrement fixé l'attention sur la *névralgie du trijumeau*. Or cette névralgie peut, dans certains cas, constituer la seule manifestation de l'hystérie. Nous croyons toutefois, et nous y reviendrons bientôt, que la pathogénie est très différente dans les deux cas.

VIII. *L'angine de poitrine* n'est encore très souvent qu'une forme larvée de l'épilepsie. L'observation IV montre qu'elle peut être aussi parfois une manifestation de l'hystérie.

IX. L'incontinence nocturne de l'urine chez les enfants peut se rapporter à l'hystérie aussi bien qu'à l'épilepsie, comme le démontre une de nos observations (obs. VI).

X. L'épilepsie, qui est le résultat d'un désordre curable, soit spontanément, soit par des moyens médicaux ou chirurgicaux, l'épilepsie symptomatique en un mot, tantôt survit à la cause qui l'a produite, tantôt, au contraire s'éteint avec elle. La situation est exactement la même pour l'hystérie : le malade de l'observation II offre un exemple d'hystérie *temporaire*, celui de l'observation V un exemple d'hystérie *définitive*.

XI. Tous les phénomènes de l'accès épileptique se rapportent : d'une part, à la suspension de l'innervation cérébrale ; d'autre part, à l'exagération de l'activité bulbaire, en un mot à l'inégale répartition de l'activité nerveuse. Nous pensons, et nous allons y revenir, que l'inégalité de la répartition de l'activité nerveuse peut seule nous permettre de rattacher à une théorie unique l'ensemble des phénomènes si variés, si disparates en apparence de l'hystérie.

(*B*). — Abordant maintenant l'étude des différences qui existent entre l'hystérie et l'épilepsie, nous n'accorderons aux épiphénomènes que l'importance secondaire qu'ils méritent pour aborder de front les difficultés sérieuses.

Comparant entre elles les attaques des deux névroses, une première dissemblance nous frappe, celle qui a trait à la température. Si le vertige, l'absence, l'attaque légère d'épilepsie ne sont suivis d'aucune élévation de chaleur, l'attaque intense fait monter facilement la température à 38°. Que plusieurs attaques empiètent les unes sur les autres, de manière à constituer ce qu'on appelle l'*état de mal épileptique*, la température atteindra jusqu'à 40°. La situation est toute différente dans l'hystérie; même dans l'*état de mal hystérique* le thermomètre ne dépasse pas le chiffre normal.

Remarquons en passant qu'il y a là pour le diagnostic différentiel un critérium de la plus haute importance. Mais la constatation du fait soulève en outre des questions d'un grand intérêt.

D'abord, d'où vient l'excès de chaleur qui accompagne l'attaque d'épilepsie? La première explication qui s'offre à l'esprit nous porte à l'attribuer au fonctionnement exagéré du système musculaire. Mais cette manière de voir ne peut tenir devant l'examen de ce qui se passe dans le tétanos. Dans cette dernière névrose, un spasme paroxystique de même durée qu'une attaque d'épilepsie détermine une élévation de température relativement énorme, et ici c'est bien le système musculaire qui est en cause. Or on peut se demander pourquoi, si la source de chaleur était la même, le débit serait plus considérable dans un cas que dans l'autre. Il vaut peut-être mieux chercher ailleurs la solution.

Portons maintenant la question sur le terrain de l'hystérie. Ici jamais d'ascension thermique. Envisagé superficiellement, le fait paraît facile à expliquer : un muscle qui se contracte fabrique soit de la chaleur, soit du mouvement; chez l'hystérique c'est du mouvement qui est produit, il n'est donc point surprenant que la chaleur fasse défaut. Cela est vrai : mais poussons plus loin. La chaleur ou le mouvement produits par un muscle représentent la combustion d'une quantité donnée d'hydrocarbures; ces hydrocarbures, l'hystérique ne peut les emprunter qu'à son alimentation ou aux réserves de son organisme : or l'hystérique ne maigrit pas, quelque fréqentes que soient ses attaques, et d'autre part elle emprunte tellement peu à son alimentation que souvent elle réalise presque le proverbe :« vivre de l'air du temps. » Nous voilà donc en présence d'un fait paradoxal : un muscle qui produit beaucoup de mouvement sans rien dépenser. Mais, hâtons-nous de le dire, il n'y a de paradoxe que dans le mode d'interprétation des phénomènes. Il n'est pas besoin pour se rendre compte des phénomènes convulsifs de l'attaque d'hystérie, d'admettre une augmentation de l'activité du système musculaire considéré *in toto*. Que l'innervation de tonicité soit supprimée brusquement dans un groupe de muscles, dans les extenseurs du poignet, par exemple, immédiatement la main obéira à l'action des fléchisseurs. Si l'on suppose que l'innervation de tonicité s'est éteinte dans les muscles du premier groupe pour se surajouter à celle des muscles du second groupe, l'action de ces derniers acquerra une puissance double.

et dès lors les grands mouvements de l'attaque d'hystérie n'auront plus rien qui puisse nous surprendre tant au point de vue de la rapidité qu'au point de vue de l'intensité. En d'autres termes, l'inégalité de la répartition de l'activité nerveuse motrice rend parfaitement compte de la nature du désordre hystérique. La machine que représente le système musculaire entier, reçoit et consomme sa ration habituelle de charbon : le travail produit est le même ; seulement la suppression momentanée de certains rouages augmente la somme de travail habituellement produite par les autres. Que les choses reviennent à l'état ordinaire, l'état statique se trouvera reproduit ; mais que l'équilibre se rompe de nouveau, le même désordre reparaîtra et ainsi de suite indéfiniment. Quelle que soit la durée de l'état de mal hystérique, l'équilibre du budget organique n'en sera point troublé puisqu'il n'aura point eu à faire face à aucune dépense nouvelle. L'orage passé, l'hystérique se trouve tout naturellement dans ses conditions ordinaires de bonne santé.

Si, faisant un pas de plus, nous étendons au domaine de la sensibilité les données que nous avons recueillies dans le domaine de la motilité, il nous sera permis d'assigner une même formule à tous les symptômes de l'hystérie, tant de l'hystérie convulsive que de l'hystérie sans attaque. Tous ces symptômes, quels qu'ils soient, résultent d'une inégale répartition de l'activité nerveuse.

Il ne nous appartient point, faute de compétence, de discuter si l'anatomie histologique de la moelle, trop complaisante, dit-on, n'a pas été un peu trop calquée sur les résultats des expérimentations physiologiques. Ces résultats, nous devons les prendre tels qu'ils sont. S'il est vrai que les cellules de la substance grise soient reliées entre elles, dans tous les sens, de manière à nous expliquer d'une façon plausible les différentes lois qui président aux phénomènes réflexes (lois de l'*unilatéralité*, de la *symétrie*, de l'*intensité*, de l'*irradiation*, de la *généralisation*); s'il est vrai que la moelle soit divisée en un certain nombre de départements tantôt indépendants, tantôt connexes dans leur fonctionnement, nous pouvons, appliquant le principe que nous énonçions tout à l'heure, établir exactement et rapporter à une cause univoque la pathogénie de tous les phénomènes hystériques.

Etant admis que, dans l'hystérie, l'appareil génital consomme une grande quantité d'activité nerveuse, la part qui revient aux autres appareils est nécessairement diminuée. Admettons de plus que cette part puisse être inégalement répartie, et nous pourrons idéalement réaliser des milliers de combinaisons correspondant aux différentes formes de l'hystérie.

L'*anesthésie* s'explique ainsi très naturellement : les cellules postérieures de la substance grise ont perdu leur part d'excitabilité. La perte affecte les cellules antérieures dans les *paralysies du mouvement*. Cette perte n'est que partielle dans les *contractures* et les *convulsions cloniques* que nous pouvons expliquer par la prépondérance fonctionnelle, momentanée ou persistante de certains groupes de muscles sur les muscles antagonistes. Que le trouble porte sur l'innervation de stabilité nous aurons du *tremblement*. Qu'il porte sur la fonction coordinatrice de la moelle, nous aurons la *chorée*. L'*hyperesthésie* semble au premier abord d'une interprétatation difficile. Mais si l'on a soin de n'attribuer à l'hystérie que la part stricte qui lui revient dans les phénomènes de ce genre, toute obscurité disparaît. L'état permanent d'impressionnabilité craintive qu'on observe si fréquemment chez les hystériques, état qui, du reste, est singulièrement exagéré par l'imagination, s'explique très bien par un désordre de l'innervation excito-motrice et rentre à ce titre dans la catégorie des phénomènes que nous venons d'étudier. Quant aux *névralgies*, véritable supplication des nerfs qui implorent un sang plus généreux, elles sont un symptôme, non de l'hystérie. mais de la chlorose qui l'accompagne souvent. Nous nous refusons absolument pour notre part à relier l'une à l'autre par un rapport de cause à effet la chlorose et l'hystérie. Que l'une et l'autre procèdent de la même origine, la suractivité de l'appareil ovarien à l'époque de la puberté, nous ne le nions pas. Mais l'influence qu'exerce cet appareil sur l'hématopoièse, influence spoliatrice. est indépendante de celle qu'il exerce sur l'innervation médullaire où elle se traduit, le plus souvent, par un vice de répartition. Les deux maladies pour avoir germé sur le même terrain n'en vivent pas moins, côte à côte, d'une vie séparée. L'expression *clou hystérique* est essentiellement vicieuse, car elle a pour origine le raisonnement *cum hoc ergo propter hoc*. Il y aurait avantage, ne fût-ce qu'au point de vue du traitement, à adopter l'expression de *clou chlorotique*.

Si l'on devait raisonner sur les coïncidences, qui nous empêcherait d'attribuer la rareté du *clou*, chez l'homme, à la rareté de la chlorose?

Jusqu'à présent nous avons vu les exigences de l'appareil génital retentir presque exclusivement sur la moelle. Supposons que l'appel se fasse sentir, de proche en proche, par la voie des fibres nerveuses anastomotiques jusqu'au cerveau, nous pourrons nous rendre compte de la pathogénie des désordres psychiques observés dans l'hystérie, désordres dont la nature peut s'exprimer par un seul mot : l'*aboulie* (Jaccoud). Les mots *influx nerveux*, *activité nerveuse*, que nous employons souvent n'ont point assurément tout le degré de précision désirable. Mais nous concevons sans peine et la multiplicité des anastomoses entre les cellules du système nerveux central nous le permet, nous concevons sans peine que tel élément puisse emprunter l'excitabilité qui lui manque à l'élément voisin, lequel à son tour l'empruntera à un troisième et ainsi de suite. Les cellules de la substance corticale des hémisphères arriveront ainsi à être démunies. Point n'est besoin d'aller chercher ailleurs l'origine de la subordination antiphysiologique du cerveau à la moelle.

La théorie que nous venons d'exposer n'est pas sans doute inattaquable. Nous ne réclamons, du reste, aucun brevet d'invention. Mais il nous semble que, particulièrement en ce qui concerne les phénomènes de l'hystérie convulsive, la théorie qui consiste à faire jouer le principal rôle à l'accroissement du pouvoir excito-moteur de la moelle, expose le praticien à de fâcheux mécomplets ; qu'il cherche à maitriser cette puissance excito-motrice, il s'adressera au bromure de potassium, médicament qui plus que tout autre est bien de nature à remplir cette prétendue indication : il saturera son malade et n'obtiendra, comme résultat, que les accidents de l'ivresse et de l'exanthème bromiques ! Quant à nous qui regardons les symptômes de l'hystérie comme la conséquence d'une inégale répartition de l'activité physiologique des centres nerveux, nous nous garderons bien de demander au bromure de potassium des services qu'il ne saurait nous rendre. Nous sommes peut-être victime d'une illusion au sujet de cette théorie ; nous nous y attachons pourtant parce qu'à nos yeux elle a l'avantage de nous mettre en garde contre la perpétration d'une bévue thérapeutique.

Jusqu'à quel point serait-il possible d'appliquer à l'épilepsie ce que nous venons d'établir pour l'hystérie ? Nous ne pouvons à cet égard nous livrer à une étude complète qui nous entraînerait trop loin. Rappelons seulement que l'élévation de température qui s'observe dans l'attaque d'épilepsie, mais seulement lorsque celle-ci présente une certaine intensité, ne saurait être, selon toute probabilité, le résultat d'une suractivité de l'appareil musculaire. Peut-être faudrait-il attribuer à une différence de siège la différence que présentent sous ce rapport l'attaque d'hystérie et l'attaque d'épilepsie ; ce qu'il y a de certain, c'est que la dilacération expérimentale de la moelle cervicale fait monter la température, comme l'a observé Brodie, jusqu'à 44°, et cela sans qu'il y ait trace de contracture musculaire. La même expérience pratiquée en d'autres points de la moelle ne donne plus les mêmes résultats. Il se passe du reste dans l'attaque d'épilepsie des phénomènes chimiques qui sont complètement étrangers à l'attaque d'hystérie et qui pourraient jusqu'à un certain point rendre compte de l'ascension thermique : nous voulons faire allusion à la respiration ammoniacale de l'épileptique; la production d'ammoniaque provient sans doute d'une transformation de l'urée contenue dans le sang.

II. — Poursuivons notre comparaison entre les deux névroses. Nous avons vu que les troubles de la fonction génitale dominent l'étiologie de l'hystérie. Nous dirons maintenant que les troubles des fonctions cérébrales dominent l'étiologie de l'épilepsie ; c'est dans l'encéphale, en effet, qu'il faut chercher les plus communes des lésions, variables et contingentes d'ailleurs, qu'on regarde comme le point de départ de l'épilepsie : ainsi les vices de développement du crâne et du cerveau, l'hypertrophie de cet organe, les ossifications circonscrites ou diffuses des membranes, les vieux foyers d'encéphalite, les tumeurs cérébrales, l'induration et l'augmentation de volume du corps pituitaire. Voilà ce que l'on rencontrera le plus fréquemment. Même dans l'épilepsie essentielle héréditaire et sans lésion apparente, c'est dans l'innervation cérébrale qu'il faut chercher l'origine du mal : c'est ainsi qu'on constatera souvent chez les générateurs des traces de maladies mentales ou de troubles cérébraux d'origine alcoolique.

Répétant ce que nous avons dit déjà pour l'hystérie nous ajouterons qu'à côté de ces différentes causes dont l'influence est prépondérante, toutes les autres sont négligeables ou plutôt n'ont d'autre importance que celle de la goutte d'eau qui fait déborder le vase. Nous citions tantôt l'exemple d'une même lésion utérine qui déterminera : chez telle femme rien du tout ; chez telle autre de l'hystérie ; chez une troisième de l'épilepsie. Rien de plus facile à expliquer. Chez la première la pondération du système nerveux est assez solidement assise pour pouvoir faire face, sans en être troublée, aux influences qui tendent à la détruire ; chez la seconde personne l'équilibre, compromis déjà dans la moelle par le fait des sollicitations de l'appareil génital, sera facilement rompu ; chez la troisième l'équilibre, compromis déjà dans le bulbe par le fait des sollicitations de l'appareil cérébral, sera directement menacé.

Qu'on ne nous reproche pas de faire, dans la pathogénie de l'épilepsie, la part du cerveau beaucoup plus grande que celle du bulbe. Nous considérons, il est vrai, que l'origine du mal doit être cherchée dans le cerveau : mais est-il possible de toucher au cerveau sans atteindre du même coup la moelle allongée? Non, la pathologie fournit chaque jour la preuve du contraire. Or, quand le bulbe est touché, le feu est aux poudres et c'est lui qui désormais sera justiciable de la plupart des phénomènes épileptiques. Une simple disposition anatomique nous en donnera la raison : le cerveau est alimenté par les carotides et par les vertébrales; or, la constriction subite des ramifications des carotides, qui rend compte de deux des phénomènes initiaux de l'attaque, aura pour conséquence forcée l'augmentation de pression dans le territoire des vertébrales et cela pour deux raisons : 1° L'apport diminué dans ces carotides sera augmenté dans les sous-clavières et par suite dans les vertébrales; 2° les voies anastomotiques qui relient les rameaux terminaux des vertébrales à ceux de la carotide interne étant obstruées, le déversement des vertébrales sera nécessairement entravé. Le bulbe recevra donc plus que sa ration ; et notons que les effets de la stase s'ajouteront à ceux de la congestion active à cause de la gêne de la circulation de retour. A partir de ce moment-là l'innervation bulbaire se trouve dans des conditions qui, pour elle, n'avaient pas encore été réalisées. Si, en plaçant dans le cerveau le point de départ de l'épilepsie, nous nous rendons bien compte des phénomènes de la longue période prodromique qui précède l'attaque (modifications dans le caractère et dans les sentiments affectifs, tristesse, recherche de la solitude), il faut bien reconnaître qu'à partir de la première attaque le bulbe possède en lui-même les causes de l'excitation anormale qu'il avait jusque-là empruntées à son voisin. Etant le siège des centres de l'innervation vaso-motrice, il réagit à son tour sur le cerveau : l'épileptique est dès lors enserré dans un cercle vicieux ; à proprement parler, la cessation de l'attaque serait inexplicable si le bulbe n'était soumis, comme toutes les autres parties du système nerveux, à cette loi qui veut que l'épuisement succède à la suractivité fonctionnelle. Quoi qu'il en soit, il n'est pas besoin de chercher ailleurs la raison des attaques composées pas plus que de l'intervalle de moins en moins considérable qui sépare les attaques au fur et à mesure que la maladie avance en âge.

Des données qui précèdent nous avons plusieurs conclusions à tirer, tout d'abord celle-ci : la façon différente dont l'épilepsie et l'hystérie retentissent sur l'innervation cérébrale se rapporte à une question de topographie. L'action du segment inférieur de la moelle sur le cerveau ne s'opère qu'à distance; celle de la moelle allongée s'opère directement : ce que celle-là fait faire par procuration, celle-ci l'accomplit par elle-même. Aussi dans un cas : perte subite et complète de connaissance pendant l'attaque et, dans l'intervalle des attaques, état intellectuel grave qui aboutira tôt ou tard à l'aliénation mentale. Dans l'autre cas : perte incomplète de connaissance pendant l'attaque et, dans l'intervalle des attaques, troubles intellectuels légers, transitoires et curables. Il ne faudrait pas d'ailleurs chercher d'autre différence que celle qui résulte d'une question de quantité.

C'est sans doute encore à une question de topographie qu'il faut rapporter l'origine d'un symptôme, constant dans l'épilepsie, rare dans l'hystérie : la pronation du pouce dans la paume de la main, où il est recouvert par les autres doigts. Les nerfs qui apportent le mouvement aux membres supérieurs prennent leur origine dans les cornes antérieures de la moelle cervicale ou un point sur lequel, en raison du voisinage, les influences qui agissent sur le bulbe pourront aisément se faire sentir; il suffit maintenant, pour expliquer l'attitude de la main, de faire intervenir la prédominance fonctionnelle des fléchisseurs des doigts sur les extenseurs. Dans l'hystérie qui élit domicile, comme nous l'avons dit, dans les régions inférieures de la moelle, cette influence de voisinage fait défaut et aussi l'attitude spéciale de la main. Cette explication n'est pas la seule plausible; car on pourrait admettre que, par le fait de la suspension brusque de l'innervation cérébrale dans l'épilepsie, l'innervation médullaire recouvre brusquement son automatisme, lequel se manifestera par l'accomplissement des actes qui, antérieurement, auront été le plus fréquemment exécutés sous l'influence de la volonté; or, la main obéit au cerveau surtout comme pince prenante; l'activité cérébrale abolie, elle prendra automatiquement en l'exagérant l'attitude de la pince prenante. Si le pouce est recouvert par les autres doigts, cela tient au nombre et à la puissance des fléchisseurs qu'il a à son service. L'hystérie qui amoindrit, mais sans la suspendre complètement l'activité cérébrale, ne saurait au même degré rendre à la moelle son automatisme, ni donner à la main cette attitude particulière.

La névralgie du trijumeau, avons-nous dit, appartient à la symptomatologie commune de l'hystérie et de l'épilepsie. Mais dans les deux cas l'origine est très différente et, loin de voir dans ce symptôme un élément capable d'égarer le diagnostic, nous devons nous en servir comme d'un fil conducteur. La névralgie qui s'observe dans le cours de l'hystérie est le fait, nous le répétons, non de l'hystérie, mais de sa compagne habituelle (au moins chez la femme), la chlorose. Existe-t-il de la chlorose? Le plus souvent la question est tranchée du même coup. La névralgie, qui s'observe dans le cours de l'épilepsie, est liée à l'hyperhémie des racines du trijumeau; la situation est toute différente, il s'agit d'une névralgie congestive. Dans ce cas l'étude des antécédents morbides, des antécédents héréditaires et de l'état général, la brusquerie du début et l'intensité des paroxysmes, leur retour fréquent, les réactions motrices qu'ils provoquent dans la sphère du facial (tic douloureux), tous ces éléments donneront, même au médecin le plus inexpérimenté, la clef du diagnostic.

Ces considérations s'appliquent à la généralité des faits; or les exceptions sont possibles, quoique rares. Que chez une femme hystérique, par exemple, les règles soient brusquement supprimées, les névralgies qui surviendront en cette circonstance seront évidemment de nature congestive; mais alors la douleur se fera bien rarement ressentir dans la sphère du trijumeau; dans tous les cas l'hystérie ne saurait, pas plus que tantôt, être incriminée; enfin, la suppression des règles est un fait si frappant que son importance ne peut échapper au praticien.

Un dernier point nous reste à examiner: celui qui se rapporte à la différence d'action du bromure de potassium dans l'hystérie et dans l'épilepsie. Tout d'abord, le bromure de potassium guérit-il l'épilepsie? A n'interroger que la clinique, nous sommes parfaitement en droit de répondre par un point d'interrogation. Quant à la question de savoir si le bromure *améliore* l'épilepsie elle est, croyons-nous, définitivement tranchée dans le sens de l'affirmative. L'expérimentation permet d'attribuer au médicament une double action : 1° une action constrictive sur le réseau des capillaires ; 2° une action modératrice sur l'excitabilité du bulbe : celle-ci est sans doute la conséquence de celle-là. D'un autre côté, nous avons vu que si la vascularisation anormale du bulbe ne saurait être invoquée comme cause première des attaques, elle peut très bien être considérée comme la cause de leur fréquence et de leur intensité croissantes. Il ne répugne point d'admettre que le bromure de potassium, neutralisant cette vascularisation du bulbe, rendra les attaques moins intenses et moins fréquentes, c'est-à-dire ramènera les choses en l'état où elles étaient au début des accidents. Cette manière de voir concorde entièrement avec notre interprétation pathogénique; elle concorderait peut-être avec les résultats de la clinique si les cliniciens (ignoscenda quidem) n'avaient pas un peu trop de tendance à inscrire dans la colonne des succès complets les cas qui trouveraient mieux leur place dans celle des demi-succès. Quoi qu'il en soit, l'hystérie ne bénéficie jamais des effets salutaires du bromure de potassium (nos observations en font foi). La raison de cette différence, c'est encore dans la pathogénie qu'il faut la chercher. Comment, agissant sur le bulbe, le médicament pourrait-il influer sur l'hystérie, cantonnée qu'elle est dans les régions inférieures de la moelle? Que viendrait faire ici l'action modératrice sur le pouvoir excito-moteur, alors que l'exagération de ce dernier n'est nullement en cause?

Conclusion. — En résumé, lorsqu'il s'agit de se prononcer entre les deux névroses, l'observation thermométrique; les modifications quantitatives de l'innervation cérébrale; l'absence ou la coexistence de l'anémie, de la chlorose ; la nature, congestive ou non, des phénomènes névralgiques; l'attitude de la main ; et enfin le bromure de potassium comme pierre de touche, tels sont les éléments du diagnostic différentiel, qu'on ait affaire ou non à la forme convulsive. Mais il est bien entendu que ces données s'appliquent surtout aux cas mixtes, à ceux dans lesquels l'hésitation est permise. Dans les autres cas le diagnostic est par trop facile.

DIAGNOSTIC DIFFÉRENTIEL DE L'HYSTÉRIE ET DE L'HYPOCHONDRIE.

Il nous reste maintenant un dernier point à examiner. Comment distinguera-t-on l'hystérie de l'hypochondrie? Nous n'aurions pas besoin de nous poser la question si, adoptant complètement les vues de Sydenham, nous regardions les deux névroses comme une même manifestation morbide revêtant des formes différentes suivant le sexe qui en serait atteint. Nous pensons que la ligne de démarcation existe, que les cas types présentent une somme de différences qui l'emporte de beaucoup sur la somme des ressemblances.

Ces ressemblances suffisent du reste pour expliquer la confusion commise par un grand nombre d'auteurs qui ont fait bénéficier l'histoire de l'hypochondrie de cas qu'il eut peut-être mieux valu compter au bilan de l'hystérie. Louyer-Villermay, qui a donné de l'hypochondrie une description magistrale, reconnaît dans l'évolution de la maladie 3 périodes : 1re *période* : l'état morbide est borné aux viscères abdominaux ; 2e *période* : il s'étend aux organes qui sympathisent avec ces viscères; 3e *période* : il envahit le cerveau et les dépendances de l'encéphale. Sans nous arrêter à la conception pathogénique de l'auteur, constatons d'abord que, parmi les symptômes de la première période, il n'en est pas un seul qui ne puisse légitimement être rapporté à l'hystérie en voici d'ailleurs la nomenclature abrégée : gonflements incommodes à l'épigastre et aux hypochondres; borborygmes, flatuosités, rapports, bâillements, salivation, caprices de l'appétit, désir immodéré de substances non alibiles ou nuisibles. Douleur épigastrique, expulsion de gaz, soulagement passager après cette expulsion. Douleurs vagues que la pression de l'abdomen soulage quelquefois ; constipation. Urines quelquefois très abondantes et très liquides. Sentiment de constriction du larynx semblant venir de l'estomac. Mouvements d'une boule qui remonterait vers le gosier.

Louyer-Villermay ajoute qu'on se tromperait beaucoup en croyant que l'hypochondrie parcourt constamment ses différentes stades : « Souvent elle n'offre qu'une très petite partie des phénomènes du premier degré; d'autres fois elle ne parvient qu'au second; rarement atteint-elle le troisième. » L'hypochondriaque de Louyer-Villermay, quand il ne franchit pas le premier stade, n'est évidemment qu'un hystérique. Quant à l'hypochondriaque du 3e degré, morose, concentré en lui-même, attentif à toutes les opérations de l'organisme, rongé sans trêve par la crainte de la mort, il diffère essentiellement de l'hystérique qui, pétulant, expansif, insouciant de l'avenir, ne songe qu'à ses maux présents et passe du reste, dans l'espace d'une minute du désespoir à l'allégresse.

Voici du reste une observation qui met ces différences en relief (Elle a été recueillie par nous-même).

Observation VI.

M. X..., employé de commerce, âgé de 29 ans. *Antécédents héréditaires.* Père mort à l'âge de 55 ans d'une affection cardiaque. Mère bien portante; pas d'attaque, mais tous les attributs du tempérament nerveux. *Antécédents morbides.* Rougeole, scarlatine, coqueluche. Le malade a été atteint d'incontinence nocturne de l'urine jusqu'à l'âge de 7 ans. Il est porteur d'une hernie inguinale double contractée il y a quatre ans à la suite d'un effort.

Tempérament lymphatico-nerveux; bonne constitution. Les membres sont bien conformés et les muscles volumineux, mais la peau est blanche, et les chairs sont un peu molles; organes génitaux bien développés, système pileux assez abondant, moustache bien fournie, voix mâle. Caractère tantôt vif, emporté, tantôt au contraire mou et apathique : aime à faire la grasse matinée, jeune homme intelligent, fort bon musicien. Peu porté aux plaisirs de l'amour, il éprouve depuis longtemps, mais surtout depuis le début, des accidents nerveux, des pertes séminales nocturnes qui me paraissent être le fait d'une contineuce exagérée, d'un mode de couchage défectueux (lit de plumes) et enfin d'un séjour trop prolongé au lit : ce qu'il y a de certain, c'est que ces pertes sont devenues bien moins fréquentes depuis que, sur l'avis de son médecin, le malade s'est soustrait à l'influence de ces deux dernières causes.

Observé par nous en avril 1879, ce jeune homme nous dit avoir éprouvé ses premiers accidents nerveux deux ans auparavant à la suite de l'émotion que lui causa une fausse accusation.

Avant de décrire les symptômes de l'attaque, étudions d'abord ceux qu'on observe dans l'intervalle des accès.

En examinant le malade, ce qui saute aux yeux tout d'abord, c'est une tuméfaction de la région antérieure du cou, principalement à droite : la tumeur suit les mouvements d'ascension du larynx pendant la déglutition ; elle est donc formée aux dépens de la glande thyroïde. La consistance est mollasse ; elle ne présente ni battements, ni souffle. Le malade n'en éprouve aucune gêne. Le goître est inconnu dans la localité qu'il habite.

Le malade est myope : pour ce motif les globes oculaires paraissent légèrement saillants (1). De temps à autre il éprouve des palpitations. Deux fois il a été éveillé brusquement pendant la nuit par des accès de suffocation ressemblant, d'après la description qu'il en donne, à des accès d'asthme.

Sensibilité. — Une exploration attentive fait reconnaître une zone d'anesthésie de l'étendue d'une pièce de 2 francs, au niveau de la face dorsale du poignet *droit*. Depuis 5 ans environ, accès de gastralgie survenant à des intervalles irréguliers (appétit bon d'ordinaire, pas de vomissements.) La *région pharyngienne* est le siège d'une *hyperesthésie* telle que le seul contact du manche d'une cuiller suffit pour provoquer une attaque. Une fois le malade est pris d'une douleur testiculaire très-vive (2). *Vue :* Pas de troubles

(1) Nous avions songé, dans les premiers moments, à un Goître exophthalmique.

(2) L'application d'une pièce de 5 francs en argent sous la pelote droite du bandage herniaire suffit pour arrêter la douleur dans l'espace de quelques minutes. Je crois qu'il n'y a aucune conclusion à tirer de ce fait et que cette cure merveilleuse est simplement imputable à l'imagination du malade qui avait été tenue en éveil par une mise en scène quelque peu calculée.

dyschromatopsiques; parfois l'impression d'une lumière vive provoquer une attaque. *Ouïe:* Exaltation extraordinaire d sensibilité auditive : le malade suit très bien la conversation t à voix basse de deux personnes placées à 15 mètres de lui, a qu'une troisième personne, à la même distance, n'entend m pas chuchoter. Depuis un certain temps le son des cloches, le d'un piano lui sont devenus insupportables. Parfois il a des l lucinations de l'ouïe mais qui cessent complètement dès qu malade y prête quelque attention. Rien du côté du goût ni l'odorat.

Dans la sphère de la motilité nous n'avons à enregistrer des troubles de la déglutition et de l'articulation des sons : le n lade chante-t-il, vox in faucibus hæret, mange-t-il, tout à cou bol alimentaire, pressé par la face dorsale de la langue, tranc brusquement l'isthme du gosier, puis s'arrête, et ne chemine e suite que lentement dans l'œsophage : ces troubles sont bien pl accusés encore pendant la déglutition des boissons; parfois le n lade est véritablement hydrophobe dans le sens strict du m puisque la vue d'un verre suffit pour provoquer une attaque que, dans cette attaque, comme nous le verrons bientôt, ce so encore des troubles de la déglutition qui dominent.

Description de l'attaque. Le malade est ordinairement prévenu l'arrivée de l'attaque par l'exagération des symptômes précéden ments décrits. Ajoutons aux causes déterminantes le bruit du ch min de fer (depuis longtemps déjà impossibilité de voyager e wagon). Sans éprouver en aucune façon la sensation de boul ascendante, le malade sent tout à coup sa gorge se serrer la langue, appliquée au palais, tend à se renverser en ar rière; la bouche est sèche. La respiration est presque complè tement suspendue, et le visage fortement congestionné. Au bou de quelques instants la scène se termine par une crise de larme avec force cris et force gesticulations; il y a en même temps d la sialorrhée.

M. X... décrit ses souffrances dans un langage fort imagé qu'il appuie d'une mimique des plus expressives. Il s'écoute un peu, comme on dit; mais dès qu'il a un moment de répit, la gaité revient. Nous l'avons questionné bien des fois sur la nature, la couleur, la consistance, etc., des matières et des urines : bien différent en cela des hypochondriaques avérés, il n'a jamais prêté à ces différents points qu'une attention distraite.

Ici le bromure de potassium paraissait nettement indiqué de par les commémoratifs (incontinence nocturne de l'urine), et de par l'hypéresthésie pharyngienne, eh bien, ce traitement a complètement échoué entre les mains d'un de nos confrères les plus distingués, le Dr Boraud. Les antispamodiques eurent le même sort. Seule l'hydrothérapie, secondée par une hygiène physique et morale docilement observée, eut raison des accidents. Aujourd'hui la guérison n'est pas absolument complète, mais du moins le malade boit, mange, fait de la musique et vaque à ses occupations : en un mot il vit de la vie commune. Parfois encore les nerfs se cabrent quand une émotion violente, un bruit inattendu viennent surpendre le malade : mais, instruit par l'expérience il sait que sa volonté a le pouvoir de les maintenir, et il y réussit. (La tumeur thyroïdienne n'a pas disparu complètement, mais elle a notablement diminué de volume.)

Les cas d'hystérie chez l'homme n'ont pas été suivis, avons-nous dit, jusqu'au terme naturel des accidents. Landouzy, dans les nombreux exemples qu'il cite, s'est attaché presque exclusivement à trancher la question de diagnostic. Les malades qui font le sujet des observations que nous avons empruntées au Dr Jourdan ont dû, malheureusement, être perdus de vue. Enfin, les autres cas que nous avons cités se rapportent à des hommes jeunes encore et chez lesquels probablement la névrose n'a pas encore dit son dernier mot. Nous ne saurions donc établir rien de positif relativement à la MARCHE et au PRONOSTIC de l'hystérie chez l'homme. Toutefois, si l'on élimine l'influence propre de certaines causes génératrices (oreillons) ou de certaines affections concomitantes (anémie), il est permis de croire que la maladie ne saurait retentir d'une façon bien fâcheuse sur la santé générale. La DURÉE est absolument indéterminée, et il serait téméraire, en présence de la cessation complète des accidents, de se prononcer pour une guérison définitive : notre cataleptique (Obs. 5) qui, frappé pour la première fois en 1870, ne fut atteint de nouveau que 9 ans après, en offre la preuve évidente.

TRAITEMENT.

Après avoir insisté, trop longuement peut être, sur la pathogénie de l'hystérie chez l'homme, nous pourrions à bon droit considérer notre tâche comme à peu près complètement remplie. Dans tous les cas nous ne fatiguerons point la patience de nos juges par une énumération aussi fastidieuse qu'inutile de toutes les médications, et elles sont nombreuses, qui ont été préconisées contre les manifestations non moins nombreuses de la névrose qui nous occupe. Nous préférons nous en tenir à quelques formules que nous tâcherons de rendre aussi brèves et aussi précises que possible.

L'être humain est tellement éducable, physiquement et moralement, et l'éducation a une telle influence sur le maintien d'un équilibre harmonique entre les fonctions du système nerveux, que la puissance de la PROPHYLAXIE est illimitée. Le fait est incontestable, seulement le praticien ne pourra s'empêcher de sourire devant l'énoncé d'une proposition qui n'équivaudra à ses yeux qu'à une puérilité. L'hystérie masculine, nous dira-t-il, est tellement rare, et la pathologie infantile est tellement riche par ailleurs, que nous avons bien d'autres chats à fouetter, nous médecins militants. L'objection a de la valeur, elle nous a été faite par des esprits sérieux. Nous répondrons simplement que l'ensemble des mesures prophylactiques à opposer au développement de l'hystérie dans le jeune âge, se confond d'une manière complète avec les moyens qu'on devra mettre en œuvre, dans l'hygiène du corps et de l'esprit, pour former des hommes. Qu'importe alors que l'on n'ait eu à combattre qu'un ennemi chimérique, si malgré tout l'effort doit être fécond.

Si nous laissons de côté les cas véritablement exceptionnels dans lesquels les oreillons ont été la seule cause saisissable des accidents, nous voyons que les conditions pathogéniques de l'hystérie chez l'homme se réduisent à trois : *hérédité*, *éducation vicieuse*, qui jointe ou non à l'abus prématuré des plaisirs de l'amour, imprime à la constitution un caractère féminin et enfin *grandes secousses morales* frappant des sujets prédisposés ou non. Remarquons qu'au point de vue du traitement prophylactique, la situation est la même dans les trois cas ; en effet, donner à l'enfant une éducation convenable, c'est, d'une part, le préserver contre l'influence héréditaire, c'est, d'autre part, l'armer pour l'avenir contre les coups de la fortune et le mettre en état de réaliser à son profit, le mot d'Horace : *impavidum ferient ruinæ.*

En ce qui concerne l'éducation du cerveau, deux

écueils sont à éviter : l'oisiveté qui entretient l'inertie, la suractivité fonctionnelle qui conduit à l'épuisement.

En ce qui concerne l'éducation de la moelle, faire en sorte que l'appareil génital ne puisse s'approprier à lui seul la part d'influx nerveux qui revient aux autres organes, telle est l'indication. *L'exercice physique*, convenablement gradué, tiendra ici la première place.

Pour le reste nous ne saurions mieux faire que d'emprunter quelques passages à J.-J. Rousseau, dont l'immortel traité de l'éducation n'est après tout qu'une grande étude médicale.

« Les instructions de la nature, dit-il, sont tardives et lentes, celles des hommes sont presque toujours prématurées. Dans le premier cas les sens éveillent l'imagination ; dans le second l'imagination éveille les sens, elle leur donne une activité précoce qui ne peut manquer d'énerver, d'affaiblir d'abord les individus, puis l'espèce même à la longue. Une observation plus générale et plus sûre que celle de l'effet des climats est que la puberté et la puissance du sexe est toujours plus hâtive chez les peuples instruits et policés que chez les peuples ignorants et barbares. »

Plus loin : « Un enfant façonné, poli, civilisé qui n'attend que la puissance de mettre en œuvre les instructions prématurées qu'il a reçues, ne se trompe jamais sur le moment où cette puissance lui survient. Loin de l'attendre, il l'accélère ; il donne à son sang une fermentation précoce ; il sait quel doit être l'objet de ses désirs longtemps avant qu'il les éprouve. Ce n'est pas la nature qui l'excite, c'est lui qui la force; elle n'a plus rien à lui apprendre en le faisant homme ; il l'était par la pensée longtemps avant de l'être en effet. »

Et enfin comme conclusion : « Quand l'âge critique approche, offrez aux jeunes gens des spectacles qui les retiennent et non des spectacles qui les excitent : donnez le change à leur imagination naissante par des objets qui, loin d'enflammer leurs sens, en répriment l'activité. Eloignez-les des grandes villes où la parure et l'immodestie des femmes hâtent et préviennent les leçons de la nature, où tout présente à leurs yeux des plaisirs qu'ils ne doivent connaître que quand ils sauront les choisir. »

TRAITEMENT CURATIF.

Lorsqu'on se propose d'aborder le traitement curatif il est indispensable de se demander en premier lieu si le malade n'est pas entaché d'anémie. Bien que l'anémie et l'hystérie soient, comme nous l'avons admis, indépendantes l'une de l'autre, il n'en est pas moins vrai qu'en guérissant la première on se place dans des conditions exceptionnellement avantageuses pour traiter la seconde. En effet, débarrasser le malade de ses douleurs névralgiques, lui rendre l'appétit, la vigueur, c'est lui procurer une amélioration qui lui donne de la confiance, et dès lors la tâche du médecin est grandement facilitée. On conçoit d'ailleurs qu'un cerveau alimenté par un sang plus généreux reprenne plus volontiers ses droits.

L'*hydrothérapie*, le *fer* et la *gymnastique* sagement maniés constitueront la base du traitement.

L'anémie guérie, il s'agit d'attaquer les phénomènes hystériques proprement dits :

Or, il est un précepte qui a pour nous la plus grande importance : *ne jamais combattre directement l'attaque.* L'observation clinique démontre en effet qu'une attaque avortée ou suspendue dans son cours laisse le malade dans un état de malaise, qui l'avertit du reste que tout n'est pas fini et que le repos ne viendra qu'après la cessation naturelle et spontanée des phénomènes convulsifs. Retarder ce répit salutaire c'est suivant nous commettre une faute. L'observation démontre en outre que l'attaque d'hystérie, quelque longue que soit sa durée, et alors même que plusieurs attaques empiètent les unes sur les autres (état de mal) laisse le patient dans un état de parfaite santé. Quel avantage y aurait-il donc à intervenir ?

Si l'attaque, dans les formes larvées ou anomales s'accompagnait de quelque accident menaçant directement l'existence (une syncope par exemple), l'intervention devrait être immédiate à coup sûr, mais ces faits sont exceptionnels et ne fléchissent point la rigueur de la loi générale.

D'ailleurs comment s'y prendrait-on pour suspendre une attaque ? Si la chose est facile chez la femme par le moyen de la *compression ovarienne*, je ne sache pas que chez l'homme la compression du cordon spermatique ou du testicule ait jamais produit le même résultat. Le *chloroforme*, *l'éther* en inhalations produiront sans doute l'effet désiré; mais si l'on tient compte de ce fait que tout individu soumis au chloroforme est en danger de mort, on y regardera à deux fois avant d'employer un remède qui, le cas échéant, serait pire que le mal. Malgré tout, le moyen mérite d'être retenu pour le cas où il s'agirait de conjurer un accident pressant. En pareille circonstance l'indication pathogénique serait exactement remplie avec l'agent anesthésique qui, supprimant l'excitabilité de la moelle épinière, déblaierait complètement un terrain sur lequel on pourrait construire ultérieurement à nouveaux frais. (Il est bien entendu que la syncope que nous citions tout à l'heure serait traitée de toute autre façon.) Mais à part ces cas exceptionnels, nous le répétons, il serait imprudent de demander aux anesthésiques la suspension d'une attaque qui aboutira toute seule et sans danger à son terme naturel.

C'est donc surtout dans l'intervalle des attaques qu'on devra agir. Agir avec méthode tel est le précepte général : savoir attendre, tel en est le corollaire obligé. Or, avant de faire quoi que ce soit on ne saurait perdre de vue que l'éducation de l'hystérique est à refaire entièrement : pour dévider un écheveau, il faut remonter au chef initial ; pour tarir un fleuve, il faut en tarir la source. Recommencer toute une éducation physique et morale, ce n'est pas une petite affaire, mais le succès est à ce prix, nous entendons parler du succès durable. Guérir l'anesthésie, la contracture est souvent chose facile ; prévenir le retour de ces accidents, voilà le point délicat, mais aussi le point essentiel.

Ceci établi, reprenons notre hystérique là où nous l'avons laissé. Guéri de son anémie, il est délivré déjà d'une bonne partie de ses souffrances, il voit ses fonctions s'accomplir avec plus de régularité, la confiance renaît, il entrevoit la guérison prochaine. La volonté n'exerce encore qu'un empire mal assuré, mais qu'on lui vienne en aide, elle ne tardera pas à reprendre ses droits. Le rôle du médecin consiste alors à éclairer le malade sur la nature, les causes des désordres et aussi sur la toute puissante influence de la volonté pour les faire cesser. Le médecin ayant dans le malade un auxiliaire convaincu et déterminé pourra désormais édifier quelque chose de solide.

En dehors des moyens que nous venons de citer et qui appartiennent complètement au ressort de l'hygiène, il n'en est point qui puisse influer sur le retour ni sur la fréquence des attaques. Nous nous sommes trop longuement expliqué sur l'inefficacité du *bromure de potassium* pour avoir besoin d'y revenir.

Il ne s'agit pas de *modérer* l'excitabilité de la moelle, il s'agit de la *répartir* avec uniformité dans les divers éléments. Il s'agit ici de prendre le superflu, là de faire cesser la disette. Les moyens à employer pour arriver à ce résultat varient un peu suivant le but qu'on se propose d'atteindre. Nous citerons en premier lieu la MÉTALLOTHÉRAPIE. Cette méthode, inventée par M. Burq, donne les plus heureux résultats dans le traitement des anesthésies et des paralysies du mouvement. Il résulte d'un grand nombre d'expériences faites à la Pitié dans le service de M. Dumontpallier, et répétées à la Salpêtrière par MM. Charcot, Bourneville, Vigouroux : 1° que les malades sont sensibles à des métaux différents ; 2° que l'or agit sur certains malades, tandis que l'argent, le cuivre ou le zinc, sont sans aucune action ; 3° que tous les accidents dus à la sensibilité abolie ou augmentée peuvent s'amender ou disparaître même sous l'influence de ces applications métalliques faites avec discernement.

Il est sans doute difficile d'attribuer ces effets à une action électrique, puisque, dans certains cas, des *boutons de bois* appliqués de la même manière que les plaques métalliques de Burq ont produit exactement les mêmes résultats. Le mode d'action nous importe peu du reste. Ce qu'il importe de noter, c'est que, par un phénomène de TRANSFERT, la sensibilité ne reparait en un point donné qu'à la condition de disparaître du côté opposé en un point symétrique. L'indication pathogénique est satisfaite en ce sens que l'excitabilité a été rendue aux éléments de la moelle qui en étaient privés, mais elle est dépassée en ce sens que d'autres éléments ont perdu la part qui leur revient. Pour retirer de la méthode tout ce qu'elle peut donner, il y avait encore un pas à faire : il fallait arriver à *fixer* le phénomène après l'avoir produit. Ce pas a été franchi. Ainsi M. Vigouroux a montré que : « si à la plaque de Burq on en superpose une autre d'un métal auquel la malade ne soit pas sensible, les alternatives habituelles d'apparition et de disparition cessent d'avoir lieu. »

Le même médecin a montré encore les effets qu'on pouvait retirer de l'ÉLECTRICITÉ combinée avec la métallothérapie. Ainsi, chez une malade affectée d'anesthésie totale, la sensibilité est ramenée par le *bain électrique* (électrisation complète sur un tabouret isolant, par le moyen de l'électricité statique), mais ce résultat ne dure que fort peu de temps, tandis qu'une plaque de laiton (la malade est sensible au zinc) maintient la sensibilité tout le reste de la journée. Chez une autre malade le résultat se maintient pendant huit jours; chez une troisième il est définitif.

Est-ce une contracture que l'on a à combattre? On en triomphera surtout par l'emploi de l'AIMANT (aimant artificiel ou électro-aimant). Ainsi M. Vigouroux guérit, par ce moyen, d'une contracture du poignet gauche une hystérique renforcée, en déterminant une contracture artificielle du poignet du côté opposé. Nous voyons encore intervenir ce même phénomène de transfert quand, pour obtenir le même résultat, on applique la main par sa face palmaire sur la caisse résonnante d'un diapason donnant 100 vibrations doubles par seconde.

Voilà des méthodes qui ont donné des résultats positifs. Tous les autres moyens préconisés autrefois contre les manifestations de l'hystérie méritent trop légitimement de tomber dans l'oubli pour que nous nous y arrêtions. Le *sulfate de quinine*, avec ses propriétés soi-disant antipériodiques, a fait son temps. Même remarque à l'égard des diverses médications dirigées contre les prétendues névralgies hystériques. « Lorsque la névralgie, dit Hallopeau (dictionnaire de M. Jaccoud), *paraît* être sous la dépendance de l'hystérie ou de cette prédisposition particulière que l'on désigne sous le nom de diathèse nerveuse, c'est le cas de recourir aux *antispasmodiques* et aux *nervins*; les pilules de Méglin, dont l'oxyde de zinc et la jusquiame forment les parties actives, *paraissent* donner *quelquefois* de bons résultats. Cette richesse de diminutifs donne la mesure exacte du degré de confiance qu'on doit accorder à cette catégorie de médicaments. L'auteur ajoute du reste un peu plus loin : « Enfin il ne faut pas craindre de conseiller également en pareil cas l'*hydrothérapie* qui souvent paraît avoir plus d'efficacité que la médication interne. C'est surtout dans cette forme que l'électrisation, à l'aide du *pinceau faradique*, donne quelquefois des résultats remarquables.

Nous nous poserons en terminant une dernière question. N'est-ce pas en déterminant quelque phénomène de transfert que Laudouzy endort les malades dans le service de M. Hardy à la Charité? — L'éducation bien dirigée ne doit-elle pas son influence préservatrice à quelque phénomène du même genre? Pour nous, il ne nous répugne point d'admettre que lorsque le cerveau reprend sur la moelle l'empire qu'il avait perdu, c'est par un véritable *transfert*.

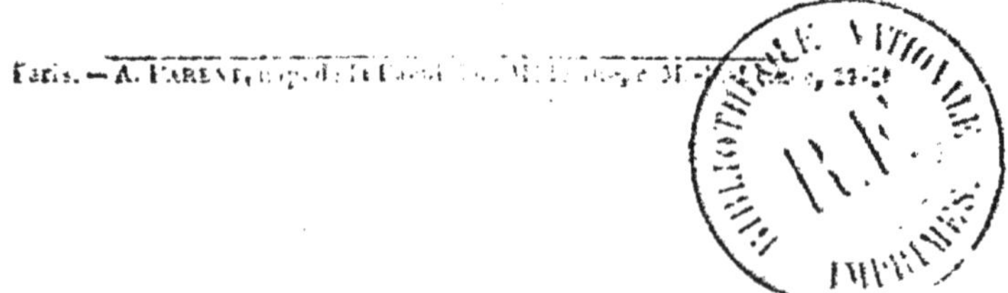

www.ingramcontent.com/pod-product-compliance
Ingram Content Group UK Ltd.
Pitfield, Milton Keynes, MK11 3LW, UK
UKHW021226230726
13926UKWH00003B/1256

9 782013 595889